Ayoub El Maazouzi
Keltoum Khallouq

Avaliação pedagógica

Ayoub El Maazouzi
Keltoum Khallouq

Avaliação pedagógica

Introdução

ScienciaScripts

Imprint

Cover image: www.ingimage.com

This book is a translation from the original published under ISBN 978-620-6-72937-2.

Publisher:
Sciencia Scripts
is a trademark of
Dodo Books Indian Ocean Ltd. and OmniScriptum S.R.L publishing group

120 High Road, East Finchley, London, N2 9ED, United Kingdom
Str. Armeneasca 28/1, office 1, Chisinau MD-2012, Republic of Moldova, Europe
Managing Directors: Ieva Konstantinova, Victoria Ursu
info@omniscriptum.com

Printed at: see last page
ISBN: 978-620-8-37871-4

Índice

Introdução geral

A avaliação é uma parte fundamental do processo educativo, uma vez que reflecte os sucessos e os desafios encontrados pelos alunos ao longo do seu percurso de aprendizagem. Enquanto instrumento de medida, vai muito para além da simples atribuição de notas; desempenha um papel crucial na compreensão das necessidades educativas, na identificação de lacunas e na valorização das competências adquiridas. Num mundo em constante mudança, onde os conhecimentos e as competências estão constantemente a ser redefinidos, é imperativo que as práticas de avaliação também evoluam. Este livro é um recurso essencial para professores, formadores e decisores educativos que pretendam navegar neste mundo complexo e dinâmico.

O principal objetivo deste livro é proporcionar uma reflexão aprofundada sobre as diferentes dimensões da avaliação na educação, propondo simultaneamente abordagens práticas e inovadoras. Cada capítulo aborda temas fundamentais, que vão desde as definições e objectivos da avaliação até aos instrumentos e métodos disponíveis, passando pelas questões da inclusão e da equidade. Ao destacar os desafios actuais, como a avaliação num contexto digital, este livro oferece também uma visão prospetiva das tendências emergentes que irão moldar a avaliação no futuro.

Ao longo destas páginas, os leitores descobrirão que a avaliação não é um fim em si mesmo, mas sim um processo dinâmico que deve ser cuidadosamente integrado no ensino quotidiano. De facto, uma avaliação eficaz deve não só medir os conhecimentos adquiridos, mas também incentivar a motivação e o empenho dos alunos. As práticas de avaliação devem ser concebidas para incentivar uma aprendizagem ativa, em que os alunos não são apenas receptores de conhecimentos, mas também actores da sua própria aprendizagem. Desta forma, este livro promove a ideia de que a avaliação formativa, por exemplo, pode transformar o percurso educativo dos alunos, incentivando-os a refletir sobre a sua aprendizagem e a avaliarem-se a si próprios de forma construtiva.

É também dada especial atenção à avaliação inclusiva, essencial num contexto educativo em que a diversidade dos alunos é cada vez mais reconhecida. Este livro explora estratégias práticas para adaptar os instrumentos de avaliação às necessidades específicas dos alunos, garantindo que todos possam participar plenamente no processo de aprendizagem. A inclusão não deve ser encarada como um mero complemento, mas como um princípio fundamental que enriquece toda a experiência educativa.

Os avanços tecnológicos estão também a desempenhar um papel importante na evolução das práticas de avaliação. Neste livro, discutimos ferramentas digitais que não só facilitam a implementação de avaliações variadas e envolventes, como também oferecem possibilidades de análise de dados para ajustar as estratégias de ensino. A avaliação em linha, com as suas vantagens e desafios, é uma leitura obrigatória para os educadores que pretendem adaptar-se às exigências actuais.

Este livro foi concebido para ser um recurso prático e acessível, rico em exemplos concretos, estudos de casos e recomendações. Tanto os professores principiantes como os experientes encontrarão ferramentas e estratégias que poderão facilmente integrar na sua prática. Ao encorajar uma abordagem colaborativa e reflexiva, este livro pretende incentivar o diálogo contínuo entre profissionais, investigadores e formadores, com vista a mudar a forma como pensamos a avaliação.

Em suma, este livro não é apenas uma compilação de teorias e práticas; é um convite a repensar a avaliação como uma poderosa alavanca para a aprendizagem. Destaca a importância de uma avaliação ponderada e centrada no aluno, que valorize as competências, estimule a motivação e prepare os alunos para enfrentar os desafios de um mundo em constante mudança. Quer seja numa sala de aula tradicional ou num ambiente de aprendizagem digital, este livro oferece as chaves para transformar a avaliação num processo gratificante tanto para os alunos como para os professores. Ao integrar estes pensamentos e práticas, temos a oportunidade de contribuir para um futuro educativo mais equitativo, eficaz e inspirador.

Capítulo 1: Introdução, tipos e métodos de avaliação

1.1 Introdução à avaliação no domínio da educação

A avaliação no domínio da educação é um processo fundamental que desempenha um papel crucial no percurso escolar dos alunos. Não se trata apenas de uma medida do que foi aprendido, mas engloba também um conjunto de objectivos e funções que visam apoiar a aprendizagem e melhorar o ensino. Neste primeiro capítulo, exploraremos os conceitos essenciais da avaliação, começando pela sua definição, que fornecerá um quadro de referência para a compreensão das diferentes abordagens e métodos de avaliação. Em seguida, analisamos os objectivos da avaliação, que vão para além da simples classificação e incluem o apoio e o desenvolvimento das competências dos alunos. Por fim, destacamos a importância da avaliação no processo educativo, sublinhando o seu papel como instrumento de feedback e de motivação, bem como o seu impacto na qualidade do ensino e da aprendizagem. Este capítulo lança assim as bases para a compreensão das questões e desafios associados à avaliação no contexto educativo atual.

1.1.1 Definição de avaliação

A avaliação é um processo fundamental no domínio da educação, desempenhando um papel fundamental no desenvolvimento e na aprendizagem dos alunos. Na sua forma mais simples, a avaliação pode ser descrita como um conjunto de métodos e práticas de recolha, análise e interpretação de informação sobre o desempenho de um indivíduo ou grupo de indivíduos. No entanto, esta definição, embora pertinente, não capta toda a complexidade e riqueza deste processo.

A avaliação não se limita a medir os conhecimentos adquiridos, mas envolve uma série de acções que permitem aos educadores compreender como os alunos aprendem, o que dominam e quais as dificuldades que encontram. Neste sentido, a avaliação é frequentemente vista como um espelho que reflecte não só as competências dos alunos, mas também a eficácia dos métodos de ensino utilizados [1].

Há uma série de dimensões da avaliação que vale a pena examinar [2]. Em primeiro lugar, pode fazer-se uma distinção entre avaliação formativa e sumativa. A avaliação formativa tem lugar ao longo de todo o processo de aprendizagem e tem por objetivo fornecer um feedback contínuo aos alunos. Isto permite-lhes compreender os seus erros e ajustar a sua abordagem antes de chegarem a uma avaliação final. A avaliação sumativa, por outro lado, é realizada no final de um ciclo de aprendizagem, geralmente para determinar se os objectivos de aprendizagem foram alcançados. Estes dois tipos de avaliação são complementares e desempenham um papel crucial no percurso educativo dos alunos [3].

A avaliação pode também ser vista em termos dos diferentes instrumentos e métodos que utiliza. Estes vão desde testes escritos e orais a projectos práticos, observações na sala de aula e autoavaliação. Cada um destes instrumentos tem os seus próprios pontos fortes e fracos e pode ser utilizado para medir diferentes aspectos da aprendizagem. Por exemplo, os testes podem fornecer dados quantitativos sobre os conhecimentos, enquanto os projectos podem oferecer uma visão mais qualitativa da capacidade dos alunos para aplicar as suas competências em situações da vida real.

Outra dimensão essencial da avaliação é o seu papel na motivação dos alunos. Ao fornecer um feedback construtivo e reconhecer o sucesso, a avaliação pode estimular o empenhamento dos alunos na sua aprendizagem. [4]. Em contrapartida, uma avaliação mal concebida pode conduzir à desmotivação, ao stress excessivo e a uma aversão à aprendizagem. Por conseguinte, é fundamental que os educadores adoptem uma abordagem ponderada da avaliação, assegurando que esta seja justa e equitativa. [4], [5].

A avaliação é um processo complexo e multidimensional que desempenha um papel crucial na educação. Permite aos professores medir os progressos dos alunos, adaptar o seu ensino e incentivar uma aprendizagem significativa. [6], [7]. Para ser eficaz, a avaliação deve ser concebida para responder às diversas necessidades dos alunos, promovendo simultaneamente uma cultura de aprendizagem e de melhoria contínua. Ao reconhecerem a riqueza da avaliação e ao integrarem-na estrategicamente no processo educativo, os professores podem enriquecer verdadeiramente a experiência de aprendizagem e preparar os alunos para o sucesso num mundo em constante mudança.

1.1.2 Objectivos da avaliação

A avaliação desempenha um papel central no processo educativo e os seus objectivos são muitos e variados. De facto, uma avaliação eficaz vai muito além da simples medição do desempenho dos alunos; é um instrumento fundamental para melhorar a aprendizagem, orientar o ensino e promover o desenvolvimento pessoal dos alunos. Neste sentido, é essencial compreender os principais objectivos da avaliação, a fim de maximizar o seu impacto no sistema educativo.

a) **Medir o que os alunos aprenderam:** Um dos principais objectivos da avaliação é medir o que os alunos aprenderam. Isto permite-nos determinar em que medida os alunos assimilaram os conhecimentos e as competências que lhes foram ensinados. Utilizando uma variedade de instrumentos de avaliação, como testes, exames, projectos ou apresentações, os professores podem obter dados precisos sobre o desempenho dos alunos. Esta medição é crucial, uma vez que fornece uma base para a atribuição de notas e para a certificação das competências dos alunos, identificando simultaneamente áreas onde é necessário melhorar [3], [8], [9]

b) **Fornecer feedback construtivo:** Outro objetivo essencial da avaliação é fornecer feedback construtivo aos alunos. O feedback desempenha um papel crucial no processo de aprendizagem, permitindo que os alunos compreendam os seus pontos fortes e fracos. Um feedback de qualidade, que realce os sucessos e sugira áreas a melhorar, ajuda os alunos a definir objectivos de aprendizagem claros e a desenvolver uma atitude proactiva em relação à sua educação. Além disso, o feedback regular permite que os alunos acompanhem os seus progressos ao longo do tempo, aumentando a sua motivação e empenhamento.

c) **Adaptar o ensino:** A avaliação também permite que os professores adaptem os seus métodos de ensino às necessidades dos seus alunos [10]. Ao analisar os resultados da avaliação, os professores podem identificar lacunas na aprendizagem e ajustar as suas práticas em conformidade [11]. Por exemplo, se um número significativo de alunos não conseguir dominar um determinado conceito, o professor pode optar por rever esse conceito, explorar abordagens alternativas ou introduzir actividades complementares para reforçar a compreensão. Esta capacidade de adaptação é essencial para satisfazer as diversas necessidades dos alunos na sala de aula [12].

d) **Informar as decisões educativas:** Para além da sala de aula, os resultados da avaliação fornecem informações valiosas que podem influenciar as decisões educativas a nível institucional. [13]. Os dados recolhidos podem ajudar as escolas e os sistemas educativos a avaliar a eficácia dos programas de ensino e a tomar decisões informadas sobre o desenvolvimento curricular, a afetação de recursos e a formação de professores [14]. Uma avaliação sistemática e bem concebida pode assim desempenhar um papel fundamental na melhoria da qualidade global da educação. [14], [15].

e) **Incentivar a autorregulação e a responsabilidade:** A avaliação também tem por objetivo promover a autorregulação entre os alunos [16]. Ao fornecer-lhes instrumentos de autoavaliação e oportunidades de refletir sobre a sua aprendizagem, os alunos podem desenvolver competências de autorregulação que os ajudarão ao longo da vida. [17]. Ao tomarem consciência dos seus próprios progressos, desafios e estratégias de aprendizagem, os alunos tornam-se mais autónomos e responsáveis pela sua educação. [18]. Esta capacidade de avaliar o seu próprio trabalho é uma competência valiosa, não só a nível académico, mas também noutras áreas da vida. [19].

f) **Promover uma cultura de aprendizagem contínua:** Por último, um objetivo fundamental da avaliação é promover uma cultura de aprendizagem contínua. Ao estabelecerem uma prática de avaliação regular e significativa, os professores podem encorajar os alunos a percecionar a aprendizagem como um processo dinâmico e contínuo e não como um resultado final estático. [3], [20]. Esta cultura incentiva os alunos a empenharem-se numa aprendizagem a longo prazo, em que a curiosidade, a exploração e a reflexão são valorizadas. Pode também incentivar um clima escolar positivo, em que os erros são vistos como oportunidades de aprendizagem e não como fracassos [21].

Os objectivos da avaliação na educação são variados e estão interligados. Ao medir os resultados dos alunos, ao fornecer feedback construtivo, ao adaptar o ensino, ao informar as decisões educativas, ao encorajar a autorregulação e ao promover uma cultura de aprendizagem contínua, a avaliação está a revelar-se um instrumento poderoso ao serviço da educação. Para ser eficaz, tem de ser bem concebida e alinhada com os objectivos de aprendizagem, garantindo que cada aluno tem a oportunidade de ser bem sucedido e prosperar no seu percurso educativo [4]. Ao integrar estes objectivos na prática diária, os professores podem transformar a avaliação numa alavanca essencial para a aprendizagem e o desenvolvimento dos alunos [22].

1.1.3 Importância da avaliação no processo educativo

A avaliação desempenha um papel fundamental no processo educativo, actuando como um catalisador essencial para a aprendizagem e o ensino. Ultrapassa a simples correção para se tornar uma ferramenta estratégica que permite aos professores medir a compreensão dos alunos, identificar lacunas e orientar as decisões pedagógicas. [6]. Ao fornecer dados exactos sobre os níveis de competências dos alunos, a avaliação ajuda a ajustar os métodos de ensino e a adaptar as abordagens pedagógicas às necessidades específicas dos alunos [23].

Um aspeto fundamental da importância da avaliação é a sua capacidade de motivar os alunos. Quando efectuada de forma construtiva, a avaliação pode incentivar os alunos a empenharem-se mais na sua aprendizagem. Ao fornecer um feedback regular e relevante, os professores ajudam os alunos a tomar consciência dos seus progressos e a compreender que a aprendizagem é um processo contínuo. Este feedback, que destaca tanto os êxitos como as áreas a melhorar, cria um ambiente propício à aprendizagem ativa, em que os alunos se sentem valorizados e apoiados. [4], [24], [25].

Além disso, a avaliação é um poderoso instrumento de diagnóstico. Permite aos professores identificar não só os pontos fortes dos alunos, mas também as suas dificuldades específicas. Através das avaliações de diagnóstico, os professores podem obter informações valiosas sobre as competências prévias dos alunos, permitindo-lhes direcionar as intervenções necessárias para ajudar cada aluno a progredir. [26]. Esta abordagem preventiva é crucial para evitar que as deficiências se tornem grandes obstáculos à aprendizagem futura [27].

A avaliação também desempenha um papel fundamental na capacitação dos alunos. Ao participarem nos processos de avaliação, os alunos aprendem a avaliar-se a si próprios, a refletir sobre o seu desempenho e a definir objectivos de aprendizagem. [28]. Esta consciência encoraja-os a tornarem-se aprendentes autónomos, capazes de regular o seu próprio processo de aprendizagem. Além disso, quando os alunos são envolvidos na avaliação, desenvolvem uma compreensão mais profunda do que se espera deles, o que os ajuda a orientarem-se no seu percurso educativo [29].

Outro aspeto essencial é a forma como a avaliação informa a prática pedagógica. Os resultados das avaliações permitem aos professores refletir sobre a eficácia dos seus métodos de ensino e modificar a sua abordagem em função das necessidades dos alunos [30]. Esta dinâmica de melhoria contínua contribui não só para o desenvolvimento dos alunos, mas também para a profissionalização dos professores, que aprendem a adaptar as suas estratégias em função dos resultados obtidos.

A avaliação também promove a comunicação entre professores, alunos e pais. Um diálogo aberto sobre os resultados da avaliação ajuda a criar uma comunidade de aprendizagem em que cada interveniente tem um papel a desempenhar. [31], [32]. Ao serem informados dos progressos dos seus filhos, os pais podem também apoiar a aprendizagem dos seus filhos em casa. Esta colaboração entre professores e pais é crucial para criar um ambiente educativo coerente e estimulante.

A avaliação é também essencial para garantir a qualidade dos programas educativos. Através da recolha e análise de dados sobre o desempenho dos alunos, as escolas podem avaliar a eficácia dos seus currículos e métodos de ensino. [33]. Isto permite aos dirigentes educativos tomar decisões informadas sobre a forma de melhorar os currículos e os recursos didácticos.

Num contexto educativo em constante mudança, a avaliação deve também evoluir. A integração da tecnologia no processo de avaliação oferece novas possibilidades para medir e monitorizar o progresso dos alunos. As ferramentas digitais permitem uma recolha de dados mais eficiente e um feedback em tempo real, tornando a avaliação mais acessível e dinâmica. [34], [35]. No entanto, é fundamental que os professores recebam formação para utilizar estas ferramentas de forma ponderada, a fim de garantir que a avaliação continue a ser um processo centrado no aluno.

Por último, a importância da avaliação reside na sua capacidade de preparar os alunos para o seu futuro. Ao desenvolver competências como o pensamento crítico, a resolução de problemas e a colaboração através de uma variedade de avaliações, os alunos ficam mais bem equipados para navegar num mundo complexo e em mudança. A avaliação não se limita a medir o que foi aprendido, mas desempenha um papel central no desenvolvimento de competências essenciais para a vida pessoal e profissional dos alunos.

1.2 Tipos de avaliação

No panorama educativo atual, a avaliação é um processo essencial que assume uma variedade de formas e serve uma variedade de objectivos. Este capítulo é dedicado a explorar os principais tipos de avaliação, cada um com as suas caraterísticas, métodos e objectivos distintos. Começamos por analisar a avaliação formativa, uma ferramenta valiosa para orientar a aprendizagem durante o processo, permitindo que professores e alunos ajustem a sua prática em tempo real. Em seguida, analisaremos a avaliação sumativa, que é frequentemente utilizada no final de um ciclo de aprendizagem para medir o que os alunos aprenderam. Analisaremos também a avaliação diagnóstica, cujo objetivo é identificar os pontos fortes e fracos dos alunos antes de iniciarem uma nova aprendizagem, para que o ensino possa ser melhor adaptado. Por último, analisaremos as distinções entre a avaliação normativa e a avaliação referenciada por critérios, cada uma das quais tem implicações importantes na forma como os resultados dos alunos são interpretados e utilizados. Ao examinar estes diferentes tipos de avaliação, este capítulo visa fornecer aos professores e formadores as ferramentas e os conhecimentos necessários para escolherem os métodos mais adequados em função dos contextos e dos objectivos de aprendizagem.

1.2.1 Avaliação diagnóstica

A avaliação diagnóstica desempenha um papel fundamental no processo educativo, ao proporcionar uma compreensão aprofundada dos conhecimentos prévios, das competências e das necessidades específicas dos alunos antes do início de um novo curso ou unidade de aprendizagem. Ao contrário de outras formas de avaliação que se centram no desempenho dos alunos no final de um período de aprendizagem, a avaliação diagnóstica é efectuada a montante e é utilizada para informar as decisões pedagógicas [36].

Permite que os professores conheçam os pontos fortes e fracos dos alunos, o que é crucial para adaptar o ensino às necessidades individuais. [26], [37]. Por exemplo, se uma avaliação diagnóstica revelar que um aluno tem deficiências significativas em matemática, o professor pode optar por diferenciar os seus métodos de ensino para prestar apoio adicional a esse aluno, oferecendo actividades de recuperação ou exercícios específicos que reforcem as competências básicas.

A avaliação diagnóstica pode assumir uma variedade de formas, incluindo questionários, testes, entrevistas ou observações. Os questionários podem incluir perguntas de escolha múltipla, respostas curtas ou problemas abertos que permitam aos alunos exprimir a sua compreensão. Os testes de diagnóstico são frequentemente concebidos para avaliar domínios específicos, como a compreensão da leitura ou as competências matemáticas [38]e podem ser adaptados ao nível escolar dos alunos. As entrevistas também constituem uma oportunidade valiosa para compreender as percepções dos alunos sobre as suas próprias competências e experiências de aprendizagem anteriores. Por último, a observação da sala de aula pode fornecer informações contextuais sobre o comportamento, a motivação e o empenhamento dos alunos, enriquecendo os dados obtidos por outros meios.

Uma das principais vantagens da avaliação diagnóstica é o facto de permitir uma abordagem proactiva do ensino. Em vez de esperar que os alunos encontrem dificuldades na sua aprendizagem, os professores podem antecipar potenciais obstáculos e ajustar o seu planeamento em conformidade. Isto pode ajudar a criar um ambiente de aprendizagem mais inclusivo, em que cada aluno recebe a atenção e o apoio de que necessita para ser bem sucedido. Por exemplo, numa aula de ciências, se a avaliação diagnóstica indicar que vários alunos estão a ter dificuldades com conceitos básicos de química, o professor pode decidir rever esses conceitos antes de introduzir ideias mais complexas, garantindo assim que todos os alunos têm as bases necessárias para seguir o currículo [26], [39].

Além disso, a avaliação diagnóstica promove uma cultura de aprendizagem centrada no aluno. O envolvimento dos alunos no processo de avaliação dá-lhes a oportunidade de refletir sobre a sua própria aprendizagem e de tomar consciência dos seus pontos fortes e fracos. Pode também aumentar a motivação, uma vez que os alunos se sentem mais responsáveis pela sua própria aprendizagem. Os professores podem incentivar esta reflexão pedindo aos alunos que definam objectivos pessoais de aprendizagem com base nos resultados da avaliação diagnóstica, encorajando-os assim a empenharem-se ativamente no seu processo de aprendizagem [40].

No entanto, para que a avaliação diagnóstica seja verdadeiramente eficaz, é essencial que seja bem concebida e aplicada. Os professores devem assegurar-se de que os instrumentos de avaliação utilizados são válidos e fiáveis, capazes de medir com precisão as competências e os conhecimentos que pretendem avaliar. É igualmente importante interpretar os resultados com prudência e ter em conta o contexto de cada aluno [40]. Factores como o stress, os problemas pessoais ou os antecedentes culturais podem influenciar o desempenho dos alunos numa avaliação, pelo que os professores devem estar atentos a estes factores quando analisam os resultados.

Além disso, a avaliação diagnóstica não deve ser encarada como uma mera formalidade administrativa. Pelo contrário, deve ser integrada na cultura de aprendizagem da sala de aula. Os professores podem utilizá-la regularmente para aperfeiçoar o seu ensino ao longo do ano letivo. Os resultados das avaliações diagnósticas devem também ser partilhados com os alunos e os seus pais. Ao comunicarem estes resultados, os professores podem estabelecer uma parceria com os pais para apoiar a aprendizagem dos alunos em casa.

A avaliação diagnóstica distingue-se não só pela sua função de avaliação dos conhecimentos, mas também pelo seu potencial para estabelecer relações positivas entre professores e alunos. Ao mostrar aos alunos que o seu progresso está a ser tido em conta e que as suas necessidades são uma prioridade, os professores promovem um clima de confiança e de respeito mútuo. Isto pode encorajar uma comunicação aberta em que os alunos se sintam à vontade para pedir ajuda e partilhar as suas preocupações.

Em suma, a avaliação diagnóstica é uma ferramenta indispensável no arsenal pedagógico de um professor. Não só ajuda a identificar as competências e os conhecimentos prévios dos alunos, como também lhes permite criar estratégias de ensino adequadas e inclusivas. Ao incorporar avaliações diagnósticas ao longo do ano letivo, os professores podem prestar apoio contínuo aos alunos, ajudando-os a desenvolver as competências de que necessitam para serem bem sucedidos nos seus estudos.

1.2.2 Avaliação formativa

A avaliação formativa é um processo essencial que acompanha a aprendizagem dos alunos ao longo da sua escolaridade. Ao contrário da avaliação sumativa, que se centra na medição dos conhecimentos no final de um período letivo, a avaliação formativa tem lugar numa base contínua, permitindo aos professores recolher informações sobre os progressos dos alunos à medida que estes aprendem. O objetivo deste tipo de avaliação é identificar as necessidades dos alunos, ajustar as estratégias de ensino e fornecer feedback imediato e construtivo, incentivando assim a melhoria contínua. [41], [42].

Um dos principais objectivos da avaliação formativa é criar um ambiente de aprendizagem em que os alunos se sintam apoiados e encorajados. Ao incorporar avaliações regulares e variadas, os professores podem compreender melhor os pontos fortes e as dificuldades dos alunos. Por exemplo, questionários rápidos, debates na aula, observações em grupo ou auto-avaliações permitem aos professores recolher dados valiosos sobre o nível de compreensão dos alunos. Esta informação pode então ser utilizada para adaptar o ensino às necessidades individuais, oferecendo recursos adicionais ou modificando os métodos de ensino [41].

Outra dimensão importante da avaliação formativa é o feedback. Um feedback eficaz é específico, descritivo e orientado para a ação [43], [44]. Deve ter por objetivo ajudar os alunos a compreender o que fizeram bem e onde podem melhorar. Por exemplo, em vez de se limitar a classificar um trabalho, um professor pode dar feedback sobre os pontos fortes do aluno e sugestões concretas para o seu progresso. Esta abordagem incentiva os alunos a tomarem consciência do seu processo de aprendizagem e a desenvolverem competências de autorregulação, permitindo-lhes tornar-se aprendentes mais autónomos [45].

A avaliação formativa também incentiva a colaboração entre os alunos. Ao incorporar actividades de avaliação pelos pares, os professores promovem um clima de aprendizagem em que os alunos podem partilhar as suas ideias, criticar construtivamente o trabalho uns dos outros e aprender em conjunto. [46]. Este tipo de avaliação não só reforça as competências sociais dos alunos, como também lhes permite compreender melhor os conteúdos, explicando as suas ideias aos colegas.

A tecnologia está também a desempenhar um papel cada vez mais importante na avaliação formativa. As ferramentas digitais, como as aplicações de avaliação em linha, permitem aos professores recolher rapidamente dados sobre o desempenho dos alunos e dar-lhes feedback imediato. Além disso, estas plataformas podem oferecer análises pormenorizadas dos progressos dos alunos, ajudando os professores a identificar tendências e a adaptar o seu ensino em conformidade [47]. A utilização da tecnologia também facilita a diferenciação pedagógica, permitindo aos professores propor actividades adaptadas ao nível e ao ritmo de aprendizagem de cada aluno [48].

Por último, a integração de uma avaliação formativa eficaz no ensino exige uma formação adequada dos professores. Estes devem ser formados não só na conceção de avaliações pertinentes, mas também na interpretação dos dados recolhidos e na aplicação de alterações pedagógicas com base nessas informações. Os estabelecimentos de ensino devem promover uma cultura de avaliação contínua, em que os professores colaborem e troquem boas práticas para melhorar a eficácia das suas avaliações.

Enquanto ferramenta de aprendizagem dinâmica, a avaliação formativa oferece uma multiplicidade de benefícios que enriquecem o processo educativo. Ao centrar-se no apoio, na colaboração e no feedback, ajuda a criar um ambiente de aprendizagem inclusivo e estimulante, em que todos os alunos têm a oportunidade de ter êxito e de se desenvolverem plenamente.

1.2.3 Avaliação sumativa

A avaliação sumativa é uma componente crucial do processo educativo, desempenhando um papel decisivo na medição da aquisição de competências e conhecimentos pelos alunos no final de um período de aprendizagem. Geralmente, tem lugar no final de um curso, semestre ou unidade de estudo, proporcionando uma visão global do desempenho dos alunos. [49], [50]. Ao contrário da avaliação formativa, que visa apoiar a aprendizagem contínua, o principal objetivo da avaliação sumativa é julgar a eficácia do ensino ministrado e a compreensão dos alunos em relação aos objectivos de aprendizagem estabelecidos.

Uma das principais vantagens da avaliação sumativa é o facto de permitir quantificar os resultados da aprendizagem e comparar o desempenho dos alunos com critérios específicos. Isto resulta frequentemente em notas ou certificados que reflectem o nível de competência alcançado por cada aluno. Por exemplo, numa aula de matemática, um exame final pode medir a compreensão dos alunos sobre conceitos algébricos, enquanto um projeto de ciências pode avaliar a sua capacidade de aplicar métodos científicos a um determinado problema. Os resultados destas avaliações podem ser utilizados para classificar os alunos, atribuir diplomas ou determinar a sua admissão em programas avançados ou especializados.

A avaliação sumativa é frequentemente criticada por se centrar no resultado e não no processo de aprendizagem. No entanto, pode ser concebida para refletir uma aprendizagem significativa [51]. Por exemplo, ao incorporar perguntas abertas ou projectos, a avaliação sumativa pode incentivar os alunos a demonstrar a sua compreensão de forma criativa e analítica. Além disso, a transparência dos critérios de avaliação permite que os alunos compreendam o que se espera deles e se preparem adequadamente. Ao definir claramente os objectivos de aprendizagem e ao fornecer uma escala de avaliação pormenorizada, os professores podem ajudar os alunos a concentrarem-se nas competências que precisam de desenvolver.

Outra dimensão da avaliação sumativa é o seu papel no fornecimento de feedback aos professores. Os resultados das avaliações sumativas podem fornecer informações valiosas sobre a eficácia dos métodos de ensino e dos currículos. Ao analisar os dados da avaliação, os professores podem identificar tendências, tais como os domínios em que os alunos foram particularmente bem sucedidos ou em que tiveram dificuldades [52]. Isto pode levar a uma revisão das práticas de ensino e a uma melhoria contínua dos programas educativos. Por exemplo, se um grande número de alunos reprovar num exame de uma determinada disciplina, isso pode indicar a necessidade de ajustar o método de ensino ou de prestar apoio adicional [50].

A avaliação sumativa deve também ter em conta a diversidade dos alunos e as suas necessidades específicas. As avaliações devem ser acessíveis e justas para todos, tendo em conta as diferenças culturais, linguísticas e socioeconómicas. Os professores podem utilizar adaptações, como testes orais ou formatos alternativos, para garantir que todos os alunos tenham a oportunidade de demonstrar as suas competências de forma justa. Esta abordagem inclusiva é essencial para garantir que todos os alunos, incluindo os que têm necessidades especiais, possam ter êxito no sistema educativo.

Por último, a avaliação sumativa é um instrumento de motivação para os estudantes [53]. Pode criar uma oportunidade para os alunos se avaliarem em relação a normas e atingirem objectivos, o que pode reforçar o seu empenho e determinação em aprender. Avaliações bem concebidas, que incorporem elementos de escolha ou criatividade, podem transformar esta experiência numa oportunidade de aprendizagem e não apenas numa experiência stressante. Ao incorporar aspectos que valorizam o esforço e o progresso, os professores podem criar um ambiente em que os alunos se sintam encorajados a superar-se.

Em resumo, a avaliação sumativa é uma parte essencial do quadro educativo, fornecendo informações sobre a aprendizagem dos alunos e feedback sobre a eficácia das práticas de ensino. Se a conceberem de forma ponderada e inclusiva, os professores podem tirar partido das suas vantagens e minimizar as suas limitações. Este tipo de avaliação, quando utilizado em conjunto com outras formas de avaliação, ajuda a criar um sistema educativo equilibrado e eficaz, capaz de satisfazer as diversas necessidades de todos os alunos.

1.2.4 Avaliação normativa e referenciada por critérios

A avaliação normativa e a avaliação referenciada por critérios são duas abordagens complementares que desempenham um papel crucial no processo de avaliação dos alunos, mas que diferem fundamentalmente nos seus objectivos e na sua aplicação. A avaliação normativa [54]tem por objetivo comparar os desempenhos dos alunos no seio de um grupo. Este método permite situar um aluno em relação aos seus pares [55]utilizando estatísticas e medidas normalizadas. Por exemplo, os testes normalizados são frequentemente utilizados nas avaliações normativas, em que os resultados são interpretados em função da distribuição das notas num grupo de referência. Um aluno que obtenha uma pontuação acima da média é considerado como tendo tido um melhor desempenho do que os seus pares, enquanto uma pontuação mais baixa pode indicar uma necessidade de melhoria.

Uma das principais vantagens da avaliação normativa é a sua capacidade de identificar os alunos que se encontram no topo e na base da escala de desempenho. Isto pode ser particularmente útil em contextos em que é importante selecionar alunos para programas avançados ou identificar aqueles que necessitam de apoio adicional. No entanto, esta abordagem também tem desvantagens. Ao centrar-se principalmente na comparação entre estudantes, pode encorajar uma mentalidade competitiva em vez de uma verdadeira aprendizagem. Além disso, os resultados podem não refletir com exatidão a compreensão ou as competências individuais, uma vez que são influenciados pelo desempenho global do grupo.

Em contrapartida, a avaliação referenciada por critérios centra-se na medição do desempenho dos alunos em função de critérios ou normas específicas, independentemente do desempenho dos outros. [56]. O objetivo desta abordagem é determinar em que medida um aluno atingiu objectivos de aprendizagem pré-definidos. Por exemplo, um teste que avalia a compreensão de um determinado conceito ou a aplicação de uma competência será concebido com critérios claros, tais como os conhecimentos mínimos que cada aluno deve demonstrar para ser considerado bem sucedido. Os resultados da avaliação referenciada por critérios são frequentemente expressos em termos de percentagens ou níveis de domínio, tornando possível determinar exatamente quais os alunos que atingiram, excederam ou não atingiram os objectivos de aprendizagem.

Uma das principais vantagens da avaliação referenciada por critérios é o facto de fornecer um feedback mais preciso e específico sobre o desempenho dos alunos. Ao utilizar critérios definidos, este método permite aos professores identificar as áreas em que um aluno se destaca e aquelas em que precisa de melhorar. Também ajuda a criar um ambiente de aprendizagem centrado na progressão individual, uma vez que os alunos podem concentrar-se na aquisição de competências específicas em vez de se compararem com os seus pares.

No entanto, esta abordagem não está isenta de desafios. Para ser eficaz, a avaliação referenciada por critérios requer critérios bem definidos e claros, o que pode exigir um trabalho considerável por parte dos professores para garantir que esses critérios sejam relevantes e adequados para todos os alunos. [57]. Além disso, os resultados podem ser influenciados por factores externos, como o contexto socioeconómico, que podem afetar a capacidade dos alunos para cumprirem esses critérios.

Na prática, muitos educadores integram as duas abordagens para proporcionar uma avaliação mais completa e equilibrada. Ao utilizar tanto a avaliação normativa como a avaliação referenciada por critérios, os professores podem beneficiar dos pontos fortes de cada método, minimizando os seus respectivos pontos fracos. Por exemplo, a avaliação normativa pode ser utilizada para identificar tendências gerais num grupo de alunos, enquanto a avaliação referenciada por critérios pode fornecer informações pormenorizadas sobre as competências específicas que cada aluno precisa de desenvolver.

A combinação das duas abordagens também pode ajudar a desenvolver estratégias de intervenção direcionadas para alunos individuais. Ao identificar os alunos acima e abaixo da média numa avaliação normativa e ao utilizar critérios claros para compreender o desempenho de cada aluno, os professores podem orientar melhor os seus esforços para satisfazer as diversas necessidades dos seus alunos.

Em suma, a avaliação normativa e a avaliação referenciada por critérios são duas abordagens essenciais que, quando utilizadas de forma complementar, fornecem uma imagem mais completa do desempenho dos alunos. Quando utilizadas em conjunto, proporcionam uma compreensão aprofundada dos pontos fortes e fracos dos alunos, conduzindo a uma aprendizagem mais eficaz e adaptada às necessidades individuais de cada aluno.

Conclusão

A avaliação no domínio da educação é um processo multidimensional e essencial que vai muito além da simples medição do desempenho. Enriquece a experiência de aprendizagem, incentiva a participação dos alunos e contribui para o seu desenvolvimento académico, pessoal e social. A diversidade de tipos de avaliação - formativa, sumativa, diagnóstica, normativa e referenciada por critérios - testemunha a complexidade e a riqueza deste processo. Cada tipo de avaliação desempenha um papel específico: a avaliação formativa fornece um feedback construtivo para um ajustamento contínuo, enquanto a avaliação sumativa mede os resultados finais da aprendizagem. A avaliação diagnóstica, por outro lado, identifica as necessidades de aprendizagem personalizada.

Ao reconhecerem estas abordagens complementares, os professores podem conceber estratégias de avaliação adaptadas aos objectivos educativos e às diferentes necessidades dos seus alunos, criando uma cultura educativa inclusiva e equitativa. Perante os desafios de um mundo em constante mudança, é crucial adotar práticas de avaliação inovadoras que preparem os alunos para o seu futuro papel de cidadãos. Este capítulo lança as bases para uma reflexão aprofundada sobre os métodos e abordagens de avaliação, abrindo caminho para as explorações práticas dos capítulos seguintes.

Capítulo 2: Conceção e aplicação de um sistema de avaliação

2.1 Instrumentos e métodos de avaliação

A avaliação no domínio da educação não se baseia apenas em instrumentos quantitativos, mas engloba uma variedade de instrumentos e métodos que fornecem uma visão global das competências e dos conhecimentos dos alunos. Este capítulo centra-se nos principais instrumentos e métodos de avaliação utilizados no processo educativo. Começamos com uma análise dos testes e exames, que continuam a ser uma prática comum para medir a aprendizagem dos alunos de forma padronizada. Em seguida, exploramos projectos e trabalhos, que incentivam uma abordagem mais ativa e envolvente da aprendizagem, permitindo que os alunos demonstrem as suas competências de uma forma criativa e concreta. Analisaremos também as observações na sala de aula, uma ferramenta valiosa para avaliar o comportamento e as interações dos alunos num contexto real de aprendizagem. Por último, analisamos a avaliação pelos pares e a autoavaliação, métodos que incentivam os alunos a pensar de forma crítica e a serem autónomos no seu processo de aprendizagem. Através desta exploração, este capítulo tem como objetivo fornecer aos professores uma compreensão aprofundada dos diferentes instrumentos e métodos de avaliação, bem como estratégias para os integrar eficazmente na sua prática diária.

2.1.1 Testes e exames

Os testes e exames são instrumentos de avaliação amplamente utilizados na educação, permitindo medir a aquisição de conhecimentos e competências dos alunos de uma forma estruturada e normalizada. Estes instrumentos desempenham um papel essencial na avaliação sumativa, fornecendo aos professores e às instituições uma imagem clara da compreensão dos alunos no final de um período de aprendizagem, de um módulo ou de um curso completo.

Os testes podem assumir várias formas, desde questionários de escolha múltipla a perguntas abertas e exercícios práticos. Os testes de escolha múltipla são frequentemente preferidos pela sua facilidade de administração e avaliação. Permitem uma correção rápida e oferecem resultados quantificáveis que podem ser analisados estatisticamente. No entanto, embora estes testes possam abranger uma vasta gama de conhecimentos, são por vezes criticados pela sua capacidade limitada de avaliar o pensamento crítico e a compreensão profunda dos alunos.

Por outro lado, as perguntas abertas e os testes escritos oferecem uma maior margem para a expressão de ideias, análises e raciocínios complexos. Estes formatos encorajam os alunos a pensar criticamente e a demonstrar a sua compreensão através da expressão escrita. No entanto, a avaliação destas respostas pode ser mais subjectiva, exigindo escalas claras e critérios de avaliação bem definidos para garantir uma avaliação justa do desempenho.

Os exames, que são frequentemente mais longos e abrangentes do que os testes, incluem geralmente uma variedade de formatos de perguntas, desde perguntas de resposta múltipla a ensaios. São frequentemente utilizados no final de um ano letivo ou de um ciclo de estudos para avaliar os conhecimentos globais adquiridos. Os exames podem também incluir componentes práticas, nomeadamente em disciplinas como as ciências ou as artes, em que os alunos têm de demonstrar competências específicas em situações reais ou simuladas.

Uma das principais vantagens dos testes e exames é a sua capacidade de fornecer dados objectivos e quantificáveis sobre o desempenho dos alunos. [58]. Isto permite aos professores identificar as áreas em que os alunos se destacam e aquelas em que têm dificuldades. Ao analisar os resultados, os professores podem ajustar os seus métodos de ensino e oferecer apoio direcionado aos alunos com dificuldades, promovendo assim uma aprendizagem mais eficaz.

No entanto, a utilização de testes e exames também apresenta desafios. Um dos principais riscos é a pressão que exercem sobre os alunos. O medo de falhar e a ansiedade dos exames podem afetar o desempenho dos alunos, impedindo-os de dar o seu melhor. Isto pode também levar a práticas de preparação intensiva, que se centram na memorização e não na compreensão efectiva dos conceitos. Neste contexto, é essencial que os professores criem um ambiente de avaliação positivo que valorize a aprendizagem e incentive os alunos a adotar uma abordagem proactiva em relação aos testes.

A conceção dos testes e exames também deve ser cuidadosamente pensada para garantir que estes medem efetivamente o que se pretende avaliar. Os professores devem garantir que as perguntas são claras, pertinentes e estão alinhadas com os objectivos de aprendizagem. Um bom teste deve abranger uma série de níveis de dificuldade, permitindo avaliar os conhecimentos básicos e desafiando os alunos a demonstrar competências mais avançadas.

Além disso, é fundamental ter em conta a diversidade dos alunos aquando da conceção de testes e exames [59]. Os professores devem esforçar-se por adaptar as avaliações de modo a que sejam acessíveis a todos, tendo em conta os diferentes estilos de aprendizagem, as origens culturais e as necessidades educativas especiais. Isto pode incluir a disponibilização de tempo suplementar para os alunos com necessidades especiais, bem como formatos alternativos para os testes.

A avaliação através de testes e exames deve também ser integrada num sistema de avaliação mais vasto, que inclua outros métodos de avaliação, como a avaliação formativa e os projectos. Os testes e os exames não devem ser os únicos indicadores do sucesso de um aluno, mas sim um complemento de outras formas de avaliação que fornecem uma imagem mais completa das competências e conhecimentos dos alunos.

Por último, os resultados dos testes e exames podem fornecer informações valiosas aos pais, aos alunos e aos estabelecimentos de ensino. Podem ser utilizados como base para decisões sobre a colocação dos alunos, os currículos e o desenvolvimento profissional dos professores. Ao partilhar estes resultados de forma transparente, as escolas podem também incentivar o envolvimento dos pais na educação dos seus filhos. Por conseguinte, embora os testes e exames tenham vantagens inegáveis como instrumentos de avaliação, devem ser utilizados com prudência e como complemento de outros métodos de avaliação. Devem ser concebidos para incentivar a aprendizagem e o pensamento crítico, em vez de serem vistos apenas como um meio de medir o desempenho académico. Ao adotar uma abordagem equilibrada e ponderada da avaliação, os professores podem maximizar os benefícios dos testes e exames, minimizando os seus inconvenientes.

2.1.2 Projectos e trabalhos práticos

Os projectos e os trabalhos práticos são instrumentos pedagógicos essenciais para a avaliação dos alunos, uma vez que permitem aplicar os conhecimentos teóricos a situações concretas. Ao encorajar a aprendizagem ativa, estes métodos incentivam os alunos a envolverem-se mais no seu processo de aprendizagem. Os projectos oferecem uma oportunidade para explorar os temas em profundidade, enquanto os trabalhos práticos permitem desenvolver competências técnicas e práticas específicas. [60], [61].

Ao conceber projectos e trabalhos práticos, é fundamental estabelecer objectivos de aprendizagem claros e mensuráveis. Estes objectivos orientam os alunos ao longo do processo e ajudam-nos a compreender o que se espera deles. Por exemplo, um projeto sobre a realização de uma experiência científica pode ter como objetivo ensinar os alunos a formular hipóteses, conceber experiências, recolher e analisar dados e comunicar os seus resultados. Ao definir objectivos precisos, os professores podem avaliar melhor as competências adquiridas pelos alunos.

Os projectos de grupo são particularmente benéficos porque incentivam a colaboração e o trabalho em equipa. [62]. Num mundo profissional cada vez mais centrado no trabalho de equipa, estas competências interpessoais são essenciais. Ao trabalharem em conjunto, os alunos aprendem a partilhar responsabilidades, a negociar ideias e a resolver conflitos. Os professores podem incorporar elementos de avaliação colaborativa, em que cada membro do grupo é responsável pelo seu contributo, permitindo uma avaliação mais justa do esforço coletivo.

A integração da tecnologia em projectos e trabalhos práticos também pode enriquecer a experiência de aprendizagem. Por exemplo, os alunos podem utilizar software de simulação para modelar conceitos científicos ou criar apresentações digitais para partilhar as suas descobertas. A utilização da tecnologia não só estimula a participação dos alunos, como também lhes permite adquirir competências digitais essenciais no mundo moderno.

Outra dimensão dos projectos e dos trabalhos práticos é a possibilidade de avaliação pelos pares. Este método permite aos alunos dar e receber feedback construtivo sobre o seu trabalho. Ao participarem numa reflexão crítica, os alunos desenvolvem a sua capacidade de avaliar a qualidade do trabalho dos outros, ao mesmo tempo que recebem perspectivas diferentes sobre o seu próprio projeto. Este processo reforça a sua compreensão dos critérios de avaliação e incentiva-os a melhorar o seu desempenho.

Os projectos e os trabalhos práticos também oferecem uma grande variedade de abordagens de avaliação. Em vez de se limitarem a testes escritos, os professores podem avaliar os alunos com base na criatividade, na originalidade e no rigor do seu trabalho. Isto permite uma avaliação mais holística das competências dos alunos, tendo em conta não só os conhecimentos que adquiriram, mas também a sua capacidade de pensar criticamente e de resolver problemas.

É essencial que os professores dêem feedback construtivo sobre os projectos e trabalhos práticos dos alunos. O feedback regular ajuda os alunos a compreender onde se destacam e onde podem melhorar. Também lhes dá a oportunidade de refletir sobre o seu processo de aprendizagem, para que possam identificar os seus pontos fortes e fracos. O estabelecimento de um diálogo aberto entre professor e aluno é vital, permitindo que os alunos façam perguntas e aprofundem a sua compreensão dos conceitos abordados.

Um aspeto particularmente importante dos projectos e do trabalho prático é a ligação entre a aprendizagem académica e o mundo real. [63]. Ao incorporar projectos que tratam de questões actuais ou têm uma ligação com a comunidade, os professores ajudam os alunos a ver a relevância do que estão a aprender [64]. Por exemplo, um projeto científico sobre energias renováveis pode incentivar os alunos a explorar soluções locais para problemas ambientais. Esta abordagem contextualizada torna a aprendizagem mais significativa e cativante.

Por último, os projectos e os trabalhos práticos permitem aos alunos desenvolver competências de autorregulação e de gestão do tempo. Ao gerir um projeto, os alunos aprendem a planear, a estabelecer prioridades e a cumprir prazos. Estas competências de organização são cruciais para o seu sucesso futuro, tanto a nível académico como profissional.

Ao integrar projectos e trabalhos práticos no processo de avaliação, os professores oferecem uma experiência de aprendizagem enriquecedora e variada que prepara os alunos para enfrentar desafios complexos num mundo em constante mudança.

2.1.3 Observações em sala de aula

A observação da sala de aula é um método de avaliação qualitativa que permite aos professores obter informações valiosas sobre o comportamento, o empenho e as interações dos alunos num ambiente de aprendizagem. Ao observar os alunos durante as actividades escolares, os professores podem avaliar não só o desempenho académico, mas também o desenvolvimento social e emocional dos alunos, o que é essencial para uma educação completa.

Esta abordagem baseia-se no princípio de que a aprendizagem não se resume à aquisição de conhecimentos teóricos, mas inclui também competências interpessoais e atitudes em relação à aprendizagem. Ao observar os alunos, os professores podem identificar a dinâmica do grupo, os estilos de aprendizagem individuais e os desafios específicos que cada aluno enfrenta. Por exemplo, alguns alunos podem destacar-se em actividades de grupo, demonstrando fortes capacidades de comunicação e colaboração, enquanto outros podem precisar de mais tempo ou de um ambiente calmo para se concentrarem [65], [66].

As observações podem ser estruturadas ou não estruturadas. As observações estruturadas seguem um protocolo específico, no qual os professores utilizam grelhas de observação predefinidas para avaliar critérios específicos, como a participação na aula, o comportamento ou a interação com os colegas. [67]. Estas grelhas permitem recolher dados quantitativos que podem ser analisados para identificar tendências e padrões de comportamento na turma. Por exemplo, um professor pode utilizar uma grelha para registar a frequência com que cada aluno participa em debates de grupo, o que pode ajudar a identificar os alunos que poderiam beneficiar de apoio adicional para se envolverem mais.

Por outro lado, as observações não estruturadas são mais flexíveis e permitem aos professores captar momentos espontâneos de aprendizagem. Estas observações podem incluir interações informais entre alunos, debates não planeados e actividades práticas. Por exemplo, durante um projeto de grupo, um professor pode observar a forma como os alunos colaboram e resolvem problemas em conjunto. Isto pode dar uma ideia de como os alunos aplicam os seus conhecimentos em situações da vida real e como interagem com os seus pares. Os professores podem também observar comportamentos não verbais, como a expressão facial e a linguagem corporal, que podem revelar níveis de empenhamento ou de compreensão que nem sempre são evidentes através de testes normalizados.

Outra dimensão importante das observações de aulas é a autorreflexão dos professores. Ao reservar tempo para observar os seus alunos, os professores podem também refletir sobre a sua própria prática de ensino. Isto incentiva-os a avaliar a eficácia dos seus métodos de ensino e a ajustar a sua abordagem de acordo com as necessidades específicas da sua turma. [65], [66]. Por exemplo, se um professor verificar que um grupo de alunos parece desinteressado numa aula, pode decidir alterar o formato da atividade para incentivar uma participação mais ativa.

As observações em sala de aula são também essenciais para a diferenciação pedagógica. Ao observar cuidadosamente os alunos, os professores podem identificar diversos estilos de aprendizagem e necessidades individuais, o que lhes permite adaptar o seu ensino em conformidade [68]. Por exemplo, um aluno que tenha dificuldades com conceitos abstractos pode beneficiar de actividades práticas que tornem a aprendizagem mais tangível. Ao incorporar estas observações na sua prática, os professores podem criar um ambiente de aprendizagem inclusivo em que todos os alunos têm a oportunidade de ser bem sucedidos.

É igualmente importante estabelecer um quadro ético para as observações na sala de aula. Os professores têm de garantir que os alunos sabem que estão a ser observados e que as observações são utilizadas para melhorar a aprendizagem e não para punir. A comunicação aberta com os alunos sobre o processo de observação promove um clima de confiança e segurança, permitindo que os alunos se sintam confortáveis e confiantes para participar plenamente.

As observações também podem ser enriquecidas pela colaboração com outros professores. Ao trabalharem em conjunto, os professores podem partilhar as suas observações e reflexões, o que pode levar a melhores práticas de ensino. Por exemplo, equipas de professores podem observar aulas dadas por colegas para recolher diferentes perspectivas e trocar ideias sobre estratégias de ensino eficazes.

As observações da sala de aula podem ser documentadas de várias formas, incluindo notas escritas, gravações de vídeo ou áudio, ou mesmo diários de bordo. Estes documentos podem servir como uma referência valiosa para os professores quando avaliam os progressos dos alunos ao longo do tempo. Ao manter um registo das observações, os professores podem monitorizar as mudanças no comportamento e no empenho dos alunos, bem como a eficácia das intervenções implementadas.

É fundamental que os professores integrem os resultados das suas observações no seu planeamento educativo. Utilizando os dados recolhidos durante as observações, os professores podem conceber aulas e actividades que respondam às necessidades identificadas dos seus alunos. Isto promove uma aprendizagem mais personalizada e relevante, garantindo que cada aluno recebe o apoio de que necessita para atingir os seus objectivos de aprendizagem. Em suma, as observações na sala de aula são uma ferramenta poderosa para enriquecer a experiência de aprendizagem, tanto para os alunos como para os professores, e são uma componente essencial de uma avaliação holística e eficaz.

2.1.4 Avaliação pelos pares e autoavaliação

A avaliação pelos pares e a autoavaliação são abordagens pedagógicas que incentivam os estudantes a participar ativamente na sua própria aprendizagem e na dos seus pares. Estas práticas de avaliação, cada vez mais reconhecidas pelo seu potencial de enriquecimento da experiência educativa, permitem aos estudantes desenvolver competências críticas, analíticas e de reflexão. [69].

A avaliação pelos pares implica que os alunos examinem e avaliem o trabalho dos seus colegas de acordo com critérios estabelecidos. Este processo incentiva uma cultura de colaboração e de diálogo entre os alunos, promovendo a aprendizagem mútua. Ao avaliar o trabalho dos outros, os alunos são incentivados a analisar os critérios de avaliação em profundidade, a fazer comentários construtivos e a refletir sobre o seu próprio trabalho, comparando-o com o dos seus pares [70]. Esta abordagem ajuda a reforçar a sua compreensão das expectativas e das normas de qualidade. Além disso, o facto de darem feedback aos seus pares pode aumentar a sua autoconfiança e motivação, uma vez que se apercebem de que as suas opiniões e avaliações são valorizadas.

A autoavaliação implica que os alunos reflictam sobre a sua própria aprendizagem e avaliem o seu desempenho em função de critérios estabelecidos. Esta prática incentiva a autonomia e a responsabilidade, permitindo que os alunos tomem consciência dos seus pontos fortes e fracos. Ao auto-avaliarem-se, os alunos desenvolvem competências de autorregulação, o que lhes permite gerir melhor a sua aprendizagem e identificar objectivos realistas para o seu progresso. A autoavaliação também promove a metacognição, ou seja, a capacidade de os alunos reflectirem sobre o seu próprio processo de aprendizagem, compreenderem como aprendem melhor e ajustarem as suas estratégias em conformidade.

A introdução da avaliação pelos pares e da autoavaliação exige uma preparação adequada por parte dos professores. É essencial explicar claramente os critérios de avaliação e dar exemplos concretos para que os alunos compreendam o que se espera deles. Os professores também precisam de criar um ambiente de sala de aula positivo e respeitoso, onde os alunos se sintam à vontade para dar e receber feedback. Os debates na aula sobre a importância da avaliação pelos pares e da autoavaliação também podem ajudar a realçar o seu valor no processo de aprendizagem.

Outra dimensão importante é a formação dos alunos em matéria de avaliação. Esta pode incluir workshops ou sessões de formação em que os alunos aprendem a fazer comentários construtivos, a analisar o trabalho de acordo com os critérios de avaliação e a utilizar grelhas de avaliação. Ao fornecer-lhes instrumentos e estratégias para a realização destas avaliações, os professores ajudam-nos a tornarem-se avaliadores competentes, capazes de refletir criticamente sobre a sua própria aprendizagem e a dos outros.

A avaliação pelos pares e a autoavaliação também têm um impacto significativo na motivação dos alunos. Ao participarem ativamente no processo de avaliação, os alunos sentem-se mais envolvidos na sua aprendizagem. Isto pode aumentar o seu interesse pela disciplina e o seu empenho nas actividades escolares. A oportunidade de avaliar o trabalho dos outros e de ver os seus próprios progressos pode aumentar a sua autoestima e a confiança nas suas capacidades.

No entanto, estes métodos de avaliação não estão isentos de desafios. Os professores têm de estar conscientes dos potenciais enviesamentos que podem influenciar as avaliações entre pares, tais como amizades ou rivalidades. É importante desenvolver mecanismos para atenuar estes preconceitos, como rubricas anónimas ou pares que não estejam diretamente relacionados com o aluno que está a ser avaliado. Para além disso, os professores devem garantir que a autoavaliação é sincera e ponderada. Isto pode exigir formação e discussões regulares sobre como avaliar objetivamente o seu próprio trabalho.

Ao integrar a avaliação pelos pares e a autoavaliação no quadro de ensino, os professores incentivam uma aprendizagem ativa e participativa. Estas práticas permitem que os alunos se tornem intervenientes activos na sua própria educação, desenvolvendo competências essenciais para o seu futuro académico e profissional. A utilização destes métodos também contribui para a criação de uma comunidade de aprendizagem dinâmica, em que os alunos se ajudam e incentivam mutuamente no seu percurso educativo.

2.2: Conceber um sistema de avaliação

A conceção de um sistema de avaliação é um processo estratégico de importância vital para assegurar a coerência e a eficácia das práticas de avaliação no domínio da educação. Este capítulo explora os elementos fundamentais que sustentam a conceção de um tal sistema. Começamos por examinar os princípios da conceção da avaliação, que constituem a base sobre a qual são construídos todos os métodos e instrumentos de avaliação. Estes princípios orientam os educadores na criação de avaliações que são relevantes e adaptadas às necessidades dos alunos, tendo em conta uma variedade de contextos de aprendizagem. Em seguida, discutiremos o alinhamento dos objectivos de aprendizagem com as avaliações, um aspeto essencial para garantir que as ferramentas de avaliação medem realmente as competências e os conhecimentos visados pelo programa. Por último, discutiremos os critérios e as escalas de sucesso, que são cruciais para fornecer um feedback claro e preciso aos alunos, permitindo-lhes compreender o seu desempenho e empenhar-se ativamente na sua aprendizagem. Através desta exploração, este capítulo pretende fornecer aos professores as bases necessárias para conceber um sistema de avaliação eficaz, capaz de promover a aprendizagem e melhorar os resultados educativos.

2.2.1 Princípios de conceção da avaliação

A conceção de um sistema de avaliação baseia-se num conjunto de princípios fundamentais que garantem a sua eficácia e relevância. Estes princípios orientam as decisões dos educadores sobre a forma de medir a aprendizagem dos alunos, recolher dados e utilizar os resultados para melhorar o ensino e a aprendizagem. [71].

Um dos primeiros princípios da conceção da avaliação é a clareza dos objectivos. É fundamental que os objectivos de aprendizagem sejam claramente definidos e compreendidos por todos os intervenientes. Estes objectivos devem ser específicos, mensuráveis, realizáveis, realistas e limitados no tempo (SMART) [72]. Ao definir objectivos claros, os professores podem alinhar os métodos de avaliação com os resultados esperados da aprendizagem, facilitando a medição dos progressos dos alunos. Os alunos, por seu lado, sabem o que se espera deles, o que lhes permite prepararem-se melhor para as avaliações [73].

Outro princípio importante é o da validade. A validade refere-se à capacidade de uma avaliação para medir o que é suposto medir. Para garantir a validade, é essencial escolher instrumentos de avaliação que correspondam aos objectivos de aprendizagem [74], [75]. Por exemplo, se o objetivo é medir a capacidade dos alunos para aplicar conceitos teóricos em situações práticas, seria inadequado recorrer apenas a um teste escrito. Em vez disso, seria mais adequada uma avaliação baseada num projeto prático ou numa simulação. Validade significa também garantir que a avaliação não é influenciada por factores externos, como o stress ou a ansiedade, que poderiam distorcer os resultados.

A fiabilidade é outro princípio fundamental da conceção da avaliação. Refere-se à consistência dos resultados da avaliação quando administrada em condições semelhantes. Para que uma avaliação seja fiável, é importante que os critérios de avaliação sejam aplicados de forma coerente e que os instrumentos utilizados sejam suficientemente precisos para medir o desempenho dos alunos de forma coerente. [76], [77]. Para tal, pode ser necessária formação para os avaliadores, a fim de garantir um entendimento comum dos critérios e das expectativas. Por exemplo, na avaliação de trabalhos escritos, a utilização de rubricas pormenorizadas pode ajudar a normalizar o processo e garantir que todos os alunos sejam avaliados com base nos mesmos critérios.

Outro princípio fundamental é o da equidade. A avaliação deve ser concebida para garantir a igualdade de oportunidades de sucesso para todos os alunos, independentemente da sua origem, capacidade ou necessidades especiais. Isto significa adaptar os instrumentos de avaliação para que sejam acessíveis a todos os alunos, incluindo os que têm necessidades educativas especiais. Por exemplo, podem ser feitos ajustamentos para alunos disléxicos, como a utilização de tempo extra ou a possibilidade de responder a perguntas oralmente. Ao incorporar práticas de avaliação inclusivas, os professores criam um ambiente de aprendizagem equitativo que reconhece e valoriza a diversidade dos alunos. [78], [79].

Um princípio frequentemente ignorado, mas igualmente importante, é o da relevância [80]. As avaliações devem ser relevantes para o contexto de aprendizagem e relacionadas com a vida real dos alunos. É mais provável que os alunos se empenhem no processo de aprendizagem quando vêem o valor e a aplicabilidade do que estão a aprender. Por conseguinte, é essencial conceber avaliações que reflictam cenários do mundo real, permitindo que os alunos apliquem as suas competências em situações práticas. Isto pode incluir estudos de caso, projectos de grupo ou simulações que imitem desafios do mundo real.

O feedback é outro aspeto fundamental da conceção da avaliação [81]. Uma avaliação eficaz não se resume à atribuição de uma nota; deve também incluir um feedback construtivo que ajude os alunos a compreender o seu desempenho e a identificar as áreas a melhorar. O feedback deve ser específico, preciso e orientado para a ação, permitindo que os alunos saibam exatamente o que têm de fazer para progredir [82]. Ao integrar mecanismos regulares de feedback no sistema de avaliação, os professores promovem um ciclo de aprendizagem contínuo que ajuda os alunos a desenvolverem competências de autorreflexão.

Por último, um princípio essencial da conceção da avaliação é a flexibilidade [83], [84]. Os sistemas de avaliação devem ser adaptáveis para responder à evolução das necessidades dos alunos e às mudanças no contexto educativo. Os professores devem estar preparados para reavaliar e ajustar os seus métodos de avaliação de acordo com os resultados obtidos, o feedback dos alunos e as mudanças no currículo. Esta capacidade de adaptação garante que a avaliação se mantém relevante e eficaz, mesmo num ambiente educativo em constante mudança.

Ao incorporar estes princípios de conceção da avaliação, os professores podem criar sistemas de avaliação robustos e eficazes que apoiem a aprendizagem dos alunos. Estes sistemas de avaliação devem ser vistos não apenas como instrumentos de medição, mas também como alavancas para a melhoria contínua do ensino e da aprendizagem. Ao adotar uma abordagem ponderada e sistemática da conceção da avaliação, os educadores estão mais bem equipados para apoiar o desenvolvimento das competências e conhecimentos dos alunos, contribuindo assim para o seu sucesso académico e pessoal.

2.2.2 Alinhamento dos objectivos de aprendizagem e das avaliações

O alinhamento dos objectivos de aprendizagem e das avaliações é um princípio fundamental na conceção de um sistema de avaliação eficaz. Este processo garante que as avaliações medem com exatidão o que se espera que os alunos aprendam, fornecendo dados relevantes sobre o seu progresso e compreensão. Para conseguir este alinhamento, é essencial seguir vários passos-chave, cada um dos quais ajuda a garantir que a avaliação apoia e reflecte os objectivos de aprendizagem definidos [85].

Em primeiro lugar, é fundamental definir claramente os objectivos de aprendizagem. Estes objectivos devem ser formulados com precisão, indicando o que os alunos devem saber e ser capazes de fazer no final de uma lição ou unidade. Por exemplo, em vez de dizer "Os alunos compreenderão a fotossíntese", é mais adequado especificar "Os alunos serão capazes de explicar o processo de fotossíntese utilizando termos adequados e descrevendo as diferentes fases". Esta formulação permite orientar o desenvolvimento das avaliações para critérios mensuráveis e observáveis [85], [86], [87].

Uma vez estabelecidos os objectivos de aprendizagem, é essencial identificar os tipos de avaliação mais adequados para medir esses objectivos. A avaliação pode assumir muitas formas, incluindo avaliações formativas, avaliações sumativas, projectos, apresentações orais ou exames. Cada tipo de avaliação deve ser escolhido com base na sua capacidade de medir as competências e conhecimentos específicos relacionados com os objectivos de aprendizagem.

O passo seguinte consiste em desenvolver critérios de avaliação que reflictam os objectivos de aprendizagem. Estes critérios funcionam como um guia para alunos e professores, estabelecendo expectativas claras sobre o que constitui um desempenho bem sucedido. Os professores podem utilizar grelhas de avaliação para descrever os níveis de desempenho esperados, especificando os elementos a ter em conta para cada critério. Por exemplo, para um projeto de ciências, os critérios podem incluir a exatidão dos dados, a clareza da apresentação e a capacidade de tirar conclusões com base nos resultados. Estas grelhas ajudam a garantir que as avaliações são coerentes e justas, fornecendo um quadro transparente para as avaliações.

Outra dimensão importante do alinhamento é ter em conta os vários níveis de dificuldade dos objectivos de aprendizagem. Os professores devem assegurar que as avaliações sejam adequadas ao nível de competência dos alunos [88], [89]. Por exemplo, um objetivo de aprendizagem pode ser dividido em vários sub-objectivos, que vão desde a compreensão básica até às competências mais avançadas. As avaliações devem refletir esta progressão, permitindo aos alunos demonstrar a sua compreensão a diferentes níveis. Isto não só incentiva a participação dos alunos, como também os motiva a atingir objectivos mais elevados.

O alinhamento deve também ter em conta o contexto de aprendizagem e as necessidades específicas dos alunos. Cada turma é única, com alunos de diferentes origens, interesses e estilos de aprendizagem. Os professores devem adaptar as suas avaliações de modo a que sejam pertinentes e acessíveis a todos os alunos. Isto pode incluir a utilização de diferentes métodos de avaliação para satisfazer necessidades diversas, como opções de avaliação oral para os alunos que se destacam na comunicação verbal ou avaliações visuais para os que têm uma orientação mais artística.

Além disso, é essencial avaliar continuamente o alinhamento entre os objectivos de aprendizagem e as avaliações. Isto significa rever regularmente as avaliações para garantir que continuam alinhadas com os objectivos de aprendizagem. Os professores podem recolher dados sobre o desempenho dos alunos para identificar tendências ou lacunas na aprendizagem. Por exemplo, se muitos alunos reprovarem num teste sobre um objetivo de aprendizagem específico, isso pode indicar que o objetivo não é claramente compreendido ou que a avaliação não é adequada para medir essa competência. Neste caso, é necessário proceder a ajustamentos, seja clarificando os objectivos, modificando a avaliação ou prestando apoio adicional aos alunos.

Por último, o alinhamento dos objectivos de aprendizagem e das avaliações deve também envolver os alunos no processo. Quando compreendem os objectivos de aprendizagem e os critérios de avaliação, é mais provável que os alunos se empenhem ativamente na sua aprendizagem. Os professores podem incentivar esta participação, envolvendo os alunos na criação de critérios de avaliação ou permitindo-lhes refletir sobre o seu próprio desempenho. Isto promove um sentido de responsabilidade e de compromisso, aumentando a sua motivação para atingir os objectivos estabelecidos.

2.2.3 Critérios e escalas de sucesso

Os critérios e as escalas de sucesso são elementos essenciais na conceção de um sistema de avaliação [90], [91]. Permitem definir claramente o que significa ser bem sucedido numa tarefa ou projeto específico, fornecendo simultaneamente uma base objetiva para avaliar o desempenho dos alunos. Ao estabelecer critérios bem definidos e escalas transparentes, os professores promovem uma cultura de aprendizagem equitativa, em que cada aluno sabe o que é esperado e pode ser orientado para atingir os objectivos de aprendizagem.

Alcançar para ser considerado como tendo concluído com êxito uma tarefa. Estes critérios devem ser precisos, mensuráveis e diretamente ligados aos objectivos de aprendizagem [92], [93]. Se um objetivo de aprendizagem é que os alunos sejam capazes de escrever um ensaio argumentativo, os critérios de sucesso podem incluir a clareza da tese, a estrutura lógica do argumento, a qualidade das provas apresentadas e o domínio da língua. Ao clarificar estas expectativas, os professores ajudam os alunos a compreender o que têm de fazer para serem bem sucedidos.

As escalas, por outro lado, são instrumentos que traduzem os critérios de sucesso em níveis quantificáveis de desempenho. Uma escala pode assumir a forma de pontos, de níveis de domínio ou de letras, e estabelece uma escala de avaliação do desempenho do aluno em função dos critérios definidos. [94], [95]. Por exemplo, uma escala de quatro níveis pode classificar o desempenho da seguinte forma: "Excelente" para o domínio completo dos critérios, "Satisfatório" para o domínio parcial, "Insuficiente" para o trabalho que não corresponde às expectativas e "Não apresentado" para o trabalho não apresentado. Esta escala fornece uma avaliação matizada e ajuda a diferenciar os níveis de competências dos alunos.

O desenvolvimento de critérios e escalas de sucesso requer uma reflexão cuidadosa. Os professores precisam de garantir que os critérios são realistas e acessíveis, mantendo ao mesmo tempo padrões elevados. Isto pode implicar trabalhar com outros educadores para garantir que os critérios estão de acordo com os padrões académicos e as expectativas do programa. É também essencial envolver os alunos no processo. Ao consultá-los sobre a formulação dos critérios e das escalas, os professores promovem um sentimento de apropriação e de empenhamento entre os alunos, o que pode aumentar a sua motivação e responsabilidade pessoal pela sua aprendizagem. [96], [97], [98].

Os critérios de sucesso e as escalas também devem ser claramente comunicados aos alunos antes do início de uma tarefa de avaliação. Isto pode ser feito através de debates na aula, folhetos ou apresentações. Deve ser dada aos alunos a oportunidade de fazerem perguntas e esclarecerem quaisquer dúvidas sobre o que se espera deles [99]. Ao fornecer total transparência sobre os critérios de avaliação, os professores permitem que os alunos se preparem melhor e se concentrem nos aspectos mais importantes do seu trabalho. [100].

A utilização de grelhas de avaliação é uma abordagem eficaz para articular critérios e escalas de sucesso. [101]. Uma grelha de avaliação apresenta os critérios de avaliação num eixo, enquanto os níveis de desempenho são mostrados noutro eixo. Cada célula da grelha descreve a qualidade do desempenho a esse nível para esse critério. Por exemplo, para um critério relativo à clareza da tese num ensaio, a grelha pode indicar que um desempenho "Excelente" apresenta uma tese clara e convincente, enquanto um desempenho "Insuficiente" apresenta uma tese vaga ou pouco convincente. Esta abordagem permite que os professores dêem um feedback pormenorizado e específico aos alunos, mostrando-lhes não só onde foram bem sucedidos, mas também onde podem melhorar [102].

É também essencial ter em conta a diversidade dos alunos ao conceber critérios e escalas de sucesso. Cada aluno tem pontos fortes e fracos únicos, pelo que os critérios devem ser flexíveis para permitir que os alunos demonstrem a sua aprendizagem de diferentes formas. Por exemplo, alguns alunos podem ser excelentes em tarefas escritas, enquanto outros podem brilhar em apresentações orais ou projectos práticos. Os professores devem, por conseguinte, considerar a possibilidade de oferecer um leque de opções de avaliação que se adapte aos diferentes estilos e competências de aprendizagem.

Além disso, é fundamental avaliar a eficácia dos critérios e das escalas de sucesso após a sua aplicação. Os professores devem analisar os resultados das avaliações para determinar se os critérios foram compreendidos e aplicados eficazmente. [103]. Isto pode implicar a recolha de feedback dos alunos sobre a sua compreensão dos critérios e a clareza das escalas utilizadas. Se forem identificadas deficiências, devem ser efectuados ajustamentos para melhorar a relevância e a clareza dos critérios e das escalas para futuras avaliações.

O estabelecimento de critérios de sucesso claros e de escalas transparentes incentiva uma avaliação formativa e sumativa construtiva, em que os alunos participam ativamente na sua aprendizagem. Isto não só mede o desempenho dos alunos, mas também lhes dá um feedback valioso para orientar o seu progresso. Ao incorporar estes elementos no sistema de avaliação, os professores ajudam a criar uma cultura de aprendizagem em que cada aluno tem a oportunidade de compreender o seu desempenho, identificar as suas necessidades de melhoria e desenvolver as suas competências de uma forma significativa e reflectida.

2.3 Avaliação das competências e dos conhecimentos

A avaliação das competências e dos conhecimentos é um pilar fundamental da educação moderna, uma vez que mede não só os resultados académicos dos alunos, mas também a sua capacidade de aplicar esses conhecimentos numa variedade de contextos. Este capítulo centra-se nas diferentes dimensões desta avaliação, destacando os vários tipos de competências que devem ser tidos em conta no processo educativo. Começamos por abordar a avaliação das competências práticas, que é fundamental para preparar os alunos para situações reais em que têm de mobilizar os seus conhecimentos. Em seguida, abordaremos a avaliação dos conhecimentos teóricos, que continua a ser um elemento-chave para garantir uma base sólida sobre a qual os alunos podem construir. Por último, analisamos a avaliação das competências transversais, que englobam aptidões essenciais como o pensamento crítico, a criatividade e a colaboração, que são frequentemente cruciais para o sucesso no mundo atual. Através desta exploração, este capítulo pretende fornecer uma visão holística e integrada das diferentes dimensões da avaliação, permitindo aos educadores conceber abordagens de avaliação que reflictam plenamente a diversidade de competências necessárias na sociedade contemporânea.

2.3.1 Avaliação das competências práticas

A avaliação das competências práticas é uma componente essencial da avaliação global dos alunos, nomeadamente nas disciplinas que exigem a aplicação prática de conhecimentos teóricos. Esta forma de avaliação mede não só o que os alunos sabem, mas também a sua capacidade de aplicar esses conhecimentos em situações reais ou simuladas. A avaliação das competências práticas é crucial na preparação dos estudantes para as suas futuras carreiras, fornecendo-lhes as ferramentas necessárias para serem bem sucedidos em ambientes profissionais que exigem tanto o domínio técnico como as competências interpessoais. [104], [105], [106].

A avaliação das competências práticas pode assumir várias formas, desde projectos de laboratório e simulações a demonstrações ao vivo e estágios profissionais. No contexto escolar, os projectos de laboratório são particularmente comuns nas disciplinas de ciências, em que os alunos têm de conceber e realizar experiências [60], [107]. Numa disciplina de química, por exemplo, pode ser pedido aos alunos que realizem uma experiência sobre reacções ácido-base, e a sua avaliação basear-se-á não só nos resultados obtidos, mas também na sua capacidade de seguir os protocolos, utilizar corretamente o equipamento e analisar os dados.

As simulações são outro método eficaz de avaliação das competências práticas. Permitem aos alunos aplicar os seus conhecimentos num ambiente controlado que imita situações do mundo real. Por exemplo, num curso de gestão, os alunos podem participar numa simulação de tomada de decisões empresariais, em que têm de desenvolver estratégias e resolver problemas como parte de uma equipa. Esta abordagem promove não só o desenvolvimento de competências técnicas, mas também de competências interpessoais, como a colaboração, a comunicação e a gestão do tempo. [108], [109].

Outro método comum de avaliação das competências práticas é a observação direta. Neste caso, os professores podem avaliar os alunos enquanto estes executam tarefas específicas. Por exemplo, num curso de ciências da saúde, um professor pode observar os alunos a recolher sinais vitais ou a executar outras competências clínicas. A observação direta permite aos professores recolher dados qualitativos sobre o desempenho dos alunos, avaliar os níveis de confiança e identificar áreas a melhorar. Para garantir uma avaliação exacta e justa, é essencial que os professores estabeleçam critérios claros para as competências a avaliar [110], [111], [112].

As carteiras de aprendizagem são também um instrumento valioso para avaliar as competências práticas. Neles, os estudantes podem recolher provas da sua aprendizagem, incluindo amostras de trabalho, reflexões sobre o seu processo de aprendizagem e avaliações pelos pares [113]. Os portefólios permitem aos estudantes demonstrar os seus progressos ao longo do tempo e refletir sobre as suas experiências de aprendizagem. Além disso, proporcionam aos professores uma visão aprofundada das competências práticas dos alunos e da sua capacidade de autoavaliação do seu trabalho. Ao incentivar os alunos a assumir a responsabilidade pela sua aprendizagem, os portefólios ajudam a desenvolver competências de autorreflexão e metacognição [114].

Outro aspeto essencial da avaliação das competências práticas é a integração de critérios de avaliação pertinentes. Para garantir a validade e a fiabilidade da avaliação, é fundamental que os professores definam critérios claros que reflictam as competências específicas a avaliar. O feedback também desempenha um papel fundamental na avaliação das competências práticas. O feedback construtivo permite que os alunos compreendam os seus pontos fortes e fracos e desenvolvam planos de ação para melhorar o seu desempenho. Os professores devem fazer comentários específicos, baseados nos critérios de avaliação, e sugerir estratégias de progresso.

É igualmente importante reconhecer a diversidade dos estudantes aquando da avaliação das competências práticas. Cada aluno pode ter estilos de aprendizagem e capacidades diferentes, o que significa que os métodos de avaliação devem ser flexíveis para responder a essas necessidades variadas. Os professores devem considerar a utilização de diferentes abordagens de avaliação que permitam a cada aluno demonstrar as suas competências de uma forma adequada: um aluno que se destaca em tarefas práticas pode ter a oportunidade de demonstrar as suas competências através de um projeto prático, enquanto outro aluno pode demonstrar as suas competências através de uma apresentação escrita ou de um trabalho de grupo.

A avaliação das competências práticas deve ser um processo contínuo, permitindo que os alunos se envolvam num ciclo de aprendizagem iterativo. Ao incorporar avaliações formativas ao longo do ano, os professores podem ajudar os alunos a identificar áreas de melhoria e a implementar estratégias de progresso. Por exemplo, as avaliações regulares sob a forma de feedback sobre projectos ou demonstrações podem fornecer informações valiosas sobre a compreensão das competências práticas. Isto incentiva os alunos a adoptarem uma atitude proactiva em relação à sua aprendizagem e a procurarem oportunidades para desenvolverem as suas competências.

2.3.2 Avaliação dos conhecimentos teóricos

A avaliação dos conhecimentos teóricos é uma parte essencial do processo educativo, uma vez que mede a compreensão dos alunos relativamente a conceitos, ideias e teorias que constituem a base da sua aprendizagem. Ao contrário da avaliação das competências práticas, que se centra na aplicação prática dos conhecimentos, a avaliação dos conhecimentos teóricos visa determinar em que medida os alunos assimilaram a informação, compreenderam as teorias e são capazes de as articular de forma coerente. Esta forma de avaliação é crucial para o desenvolvimento de uma base sólida de conhecimentos sobre a qual os estudantes podem desenvolver competências mais avançadas.

A avaliação dos conhecimentos teóricos pode assumir várias formas, incluindo testes escritos, exames, trabalhos, apresentações orais e projectos de investigação. Os testes escritos, como os MCQ (perguntas de escolha múltipla), as perguntas abertas e os estudos de caso, estão entre os métodos mais comuns de avaliação dos conhecimentos teóricos. Estas avaliações permitem aos professores verificar a compreensão dos alunos sobre temas específicos, avaliar a sua capacidade de aplicar os seus conhecimentos a novas situações e analisar a sua capacidade de resolver problemas teóricos [115].

Uma das vantagens dos testes escritos é o facto de poderem ser administrados em grande escala, permitindo comparar o desempenho dos alunos numa turma ou escola. No entanto, é essencial que estes testes sejam bem concebidos para garantir que medem verdadeiramente a compreensão concetual e não as capacidades de memorização. [116], [117]. Um teste eficaz deve incluir perguntas que exijam que os alunos demonstrem a sua compreensão, explicando conceitos, estabelecendo ligações entre ideias ou aplicando teorias a cenários práticos. Isto garante que a avaliação reflecte uma compreensão profunda dos conhecimentos teóricos.

Os trabalhos de casa e os projectos de investigação constituem também uma oportunidade valiosa para avaliar os conhecimentos teóricos. Estes trabalhos permitem aos alunos aprofundar um tema, efetuar pesquisas, desenvolver argumentos e sintetizar informações. Por exemplo, um projeto de investigação sobre um tema científico permitirá aos alunos explorar teorias e conceitos em profundidade, examinar estudos de casos relevantes e apresentar as suas conclusões de forma estruturada. Esta abordagem promove a independência e incentiva os alunos a tornarem-se aprendentes activos, ajudando-os a integrar os conhecimentos teóricos num contexto mais vasto.

As apresentações orais são outro método eficaz de avaliação dos conhecimentos teóricos. Dão aos alunos a oportunidade de apresentar as suas ideias e demonstrar a sua compreensão dos conceitos perante os seus pares. Ao preparar uma apresentação, os alunos têm de organizar os seus pensamentos, estruturar o seu discurso e responder a perguntas, o que reforça o seu domínio da matéria. Além disso, este método favorece o desenvolvimento de competências de comunicação, essenciais para o seu futuro académico e profissional.

É igualmente essencial integrar a avaliação dos conhecimentos teóricos num quadro mais vasto de avaliação formativa. A avaliação formativa centra-se no acompanhamento dos progressos dos alunos ao longo da sua aprendizagem, em vez de se limitar a avaliações pontuais. Além disso, é fundamental adotar uma abordagem diferenciada na avaliação dos conhecimentos teóricos. Os alunos têm estilos de aprendizagem diferentes, pelo que é importante que os métodos de avaliação tenham em conta este facto. Ao oferecer um leque de opções de avaliação, os professores podem permitir que cada aluno demonstre a sua compreensão da forma que mais lhe convém.

Por último, é essencial reconhecer o papel da motivação na avaliação dos conhecimentos teóricos. Os alunos que se sentem motivados e empenhados têm mais probabilidades de sucesso. Os professores podem estimular a motivação dos alunos tornando as avaliações interessantes e pertinentes, associando os conteúdos teóricos a situações da vida real e incentivando a curiosidade intelectual. Por exemplo, os debates na aula sobre temas da atualidade ou projectos que explorem questões contemporâneas podem despertar o interesse dos alunos e incentivá-los a envolverem-se mais na sua aprendizagem.

2.3.3 Avaliação das competências transdisciplinares

A avaliação das competências transcurriculares tornou-se um aspeto essencial da educação moderna, uma vez que mede as aptidões e atitudes que transcendem as disciplinas específicas. Estas competências, frequentemente designadas por "competências transversais", incluem a comunicação, a colaboração, o pensamento crítico, a criatividade, a resolução de problemas e a gestão do tempo. Ao contrário dos conhecimentos teóricos ou das competências práticas, que podem ser mais fáceis de avaliar utilizando métodos tradicionais, a avaliação das competências transversais exige abordagens inovadoras e adaptadas. [118], [119], [120], [121].

As competências transcurriculares são essenciais para o sucesso dos estudantes numa variedade de contextos, tanto académicos como profissionais. Num mundo em constante mudança, onde as exigências do mercado de trabalho se alteram rapidamente, estas competências desempenham um papel crucial na preparação dos estudantes para se adaptarem e serem bem sucedidos numa variedade de ambientes. Os empregadores procuram cada vez mais candidatos capazes de trabalhar em equipa, de pensar criticamente e de comunicar eficazmente. Por conseguinte, a integração da avaliação das competências transversais no currículo escolar tornou-se uma prioridade para os educadores.

Os professores podem adotar diferentes estratégias para avaliar as competências transcurriculares. Um dos métodos mais eficazes é a avaliação baseada em projectos. Os projectos de colaboração permitem que os alunos trabalhem em conjunto para resolver problemas complexos, comunicar as suas ideias e gerir tarefas. Ao observar as interações dos alunos, a sua capacidade de partilhar papéis, cumprir prazos e ajustar o seu trabalho em resposta ao feedback, os professores podem avaliar competências como a colaboração e a comunicação. As apresentações orais e os debates são também formas eficazes de avaliar as competências transversais. Quando os alunos apresentam um tema perante os seus pares, devem não só dominar o conteúdo, mas também comunicar as suas ideias de uma forma clara e cativante. Além disso, os debates incentivam os alunos a desenvolver as suas competências de pensamento crítico e a sua capacidade de argumentar de forma lógica e convincente. [122], [123]. Estas actividades oferecem aos professores a oportunidade de avaliar não só as competências de comunicação, mas também a capacidade dos alunos para ouvir, respeitar as opiniões dos outros e responder de forma adequada.

É igualmente importante envolver os alunos no processo de avaliação das competências transcurriculares. A autoavaliação e a avaliação pelos pares são métodos poderosos que permitem aos alunos refletir sobre a sua própria aprendizagem e dar um feedback construtivo aos seus colegas. Por exemplo, depois de uma apresentação, os alunos podem avaliar-se uns aos outros utilizando grelhas de avaliação baseadas em critérios claros. Isto ajuda-os não só a desenvolver as suas capacidades de avaliação crítica, mas também a compreender as expectativas de desempenho. Além disso, esta abordagem promove um clima de sala de aula positivo, em que os alunos se apoiam mutuamente na sua aprendizagem.

Outro aspeto essencial da avaliação das competências transversais é a inclusão de objectivos de aprendizagem claros e mensuráveis. Os professores devem definir o significado das competências transversais no contexto do seu ensino. A avaliação das competências transversais pode também ser reforçada pela utilização de grelhas de avaliação específicas. Estas grelhas podem ser utilizadas para avaliar o desempenho dos alunos em vários critérios relacionados com as competências transversais.

É igualmente importante reconhecer que a avaliação das competências transversais não se limita a momentos específicos de avaliação formal. A avaliação formativa contínua é essencial para acompanhar o desenvolvimento das competências dos alunos ao longo do ano letivo. Por exemplo, os professores podem integrar nas aulas reflexões semanais sobre colaboração ou comunicação, permitindo aos alunos avaliar os seus próprios progressos. Esta abordagem contínua incentiva os alunos a empenharem-se ativamente na sua aprendizagem e a tomarem consciência da importância das competências transversais na sua vida quotidiana.

Ao integrar a avaliação das competências transcurriculares no currículo, os professores estão a ajudar a criar alunos holísticos, capazes de navegar num mundo complexo e interligado. As competências transversais são essenciais para o sucesso dos alunos, tanto a nível académico como profissional, e a sua avaliação adequada é crucial para garantir que os alunos estejam bem preparados para o futuro. Ao adotar uma abordagem variada e ponderada para avaliar estas competências, os professores promovem um ambiente de aprendizagem dinâmico, inclusivo e centrado no desenvolvimento das competências necessárias para ter êxito na vida.

Conclusão

A avaliação no domínio da educação deve ser abordada de forma holística, integrando uma diversidade de instrumentos, métodos e princípios de conceção para promover uma aprendizagem rica e adaptada às diferentes necessidades dos alunos. Os testes e exames fornecem parâmetros de referência quantitativos, mas é essencial acrescentar projectos, trabalhos práticos e observações na sala de aula para uma avaliação mais contextual e dinâmica. A integração da autoavaliação e da avaliação interpares incentiva a responsabilidade individual, a colaboração e o pensamento crítico, contribuindo para um ambiente de aprendizagem inclusivo.

Um sistema de avaliação bem concebido baseia-se num alinhamento claro entre os objectivos de aprendizagem e os critérios de avaliação, assegurando que os alunos são avaliados em relação ao que lhes é efetivamente ensinado. A definição de critérios e escalas de sucesso explícitos reforça o empenhamento dos alunos, clarificando as expectativas e facilitando um feedback construtivo. A avaliação das competências práticas, dos conhecimentos teóricos e das competências transversais ajuda a preparar os alunos para os desafios da vida profissional e social e a desenvolver qualidades essenciais como a criatividade e o trabalho em equipa.

Em suma, este capítulo sublinha a importância de conceber avaliações diversificadas e equilibradas, adaptadas às exigências de um mundo em constante mudança. Abre caminho a uma reflexão contínua sobre a implementação de sistemas de avaliação que enriquecem a experiência de aprendizagem e preparam os alunos para se tornarem cidadãos activos e empenhados.

Capítulo 3: Avaliação inclusiva

3.1: Avaliação inclusiva

A avaliação inclusiva é um conceito fundamental na educação moderna, que tem como objetivo garantir que todos os alunos, independentemente das suas capacidades ou necessidades especiais, tenham igual acesso a oportunidades de aprendizagem significativas. Este capítulo explora as práticas, estratégias e adaptações necessárias para implementar a avaliação inclusiva. Começamos por analisar as práticas de avaliação para alunos com necessidades especiais, salientando a importância de uma abordagem individualizada que tenha em conta as particularidades de cada aluno. De seguida, analisaremos as estratégias para promover a inclusão e a equidade na avaliação, que são essenciais para criar um ambiente de aprendizagem respeitador e gratificante para todos. Por último, analisaremos a adaptação dos instrumentos de avaliação, que desempenha um papel crucial na medição da aprendizagem dos alunos, permitindo responder às diversas necessidades e estilos de aprendizagem. Através desta exploração, este capítulo tem como objetivo fornecer orientações práticas e reflexões sobre como tornar a avaliação mais inclusiva, contribuindo assim para um sistema educativo mais equitativo e representativo da diversidade dos alunos.

3.1.1 Práticas de avaliação para alunos com necessidades especiais

As práticas de avaliação dos alunos com necessidades especiais são essenciais para garantir que todos os alunos, independentemente das suas capacidades, tenham a oportunidade de ser bem sucedidos no seu percurso educativo. Estes alunos podem incluir os que têm dificuldades de aprendizagem, deficiências físicas, deficiências auditivas ou visuais e outras condições que podem afetar o seu desempenho académico. É fundamental que os professores adoptem abordagens de avaliação adequadas que reconheçam e respeitem a diversidade das necessidades dos alunos, promovendo simultaneamente o seu empenho e sucesso.

Para começar, é essencial criar um ambiente de aprendizagem inclusivo que reconheça e valorize as diferenças individuais. Isto pode implicar a realização de ajustamentos físicos na sala de aula, tais como a disposição dos lugares para facilitar o acesso de alunos em cadeira de rodas ou a disponibilização de ajudas visuais para alunos com deficiência auditiva. Esta atenção ao ambiente de aprendizagem não só promove o conforto dos alunos, como também contribui para o seu sentimento de pertença e motivação.

Um dos elementos-chave da avaliação dos alunos com necessidades especiais é a personalização dos métodos de avaliação. As avaliações devem ser adaptadas para ter em conta as capacidades e os desafios individuais. No entanto, para os alunos com dificuldades de aprendizagem, pode ser benéfico oferecer tempo de teste adicional, formatos de avaliação alternativos ou ajudas visuais e auditivas. A utilização de tecnologia, como aplicações de escrita assistida ou software de ditado, pode também ajudar estes estudantes a exprimir os seus conhecimentos e competências. [124], [125]

É igualmente essencial formar os professores em práticas de avaliação inclusivas. A formação em serviço sobre as necessidades específicas dos alunos e os métodos de avaliação adequados é crucial para garantir que todos os professores se sintam competentes e confiantes na sua capacidade de avaliar os alunos com necessidades diversas. Os professores devem ser sensibilizados para as diferentes condições e para a forma de as ter em conta na sua prática de avaliação. Para tal, podem ser organizados workshops, seminários e recursos em linha que ofereçam estratégias concretas para avaliar os alunos com necessidades especiais.

Outro aspeto importante da avaliação inclusiva é o envolvimento dos pais e encarregados de educação no processo. Os pais desempenham um papel fundamental na compreensão das necessidades dos seus filhos e no apoio à sua aprendizagem. Ao envolver os pais na avaliação, os professores podem obter informações valiosas sobre os desafios e os êxitos dos alunos. Reuniões regulares, comunicação aberta e partilha de estratégias de aprendizagem podem reforçar a parceria entre a escola e a família, facilitando um apoio mais consistente aos alunos.

É igualmente necessário avaliar não só o desempenho académico, mas também o bem-estar socio-emocional dos alunos com necessidades especiais. A avaliação das competências socio-emocionais, como a autoestima, a gestão do stress e a resiliência, é crucial para o desenvolvimento global destes alunos. [126]. Instrumentos de avaliação adequados, como questionários ou discussões individuais, podem ajudar a identificar as necessidades emocionais dos alunos e a pôr em prática estratégias de apoio adequadas. Ao reconhecerem e responderem às necessidades emocionais dos alunos, os professores promovem um ambiente de aprendizagem saudável e positivo.

Ao criarem uma cultura de inclusão e ao colocarem os alunos no centro do processo de avaliação, os professores ajudam a garantir que todos os alunos, independentemente das suas necessidades, tenham a oportunidade de ter êxito e de prosperar no seu percurso educativo.

3.1.2 Estratégias para a inclusão e a equidade na avaliação

As estratégias de inclusão e equidade na avaliação são essenciais para criar um ambiente educativo que respeite a diversidade dos alunos e garanta que cada aluno tenha a oportunidade de demonstrar as suas capacidades e conhecimentos. A inclusão e a equidade não se referem apenas ao acesso à aprendizagem, mas também aos métodos através dos quais os alunos são avaliados. Os professores devem adotar abordagens variadas e adaptadas para responder às necessidades específicas de cada aluno, assegurando simultaneamente que os critérios de avaliação sejam justos e transparentes. [127], [128].

Uma das primeiras estratégias para promover a inclusão e a equidade na avaliação consiste em diversificar os métodos de avaliação. É importante que os professores utilizem uma série de abordagens, incluindo formativa, sumativa, autoavaliação, avaliação pelos pares e projectos. Isto dá aos alunos muitas oportunidades de mostrarem o que aprenderam e de se exprimirem de diferentes formas. Por exemplo, alguns alunos podem ser excelentes em avaliações escritas, enquanto outros podem demonstrar melhor a sua compreensão através de apresentações orais ou projectos criativos. Ao oferecer uma variedade de opções, os professores criam um ambiente onde cada aluno pode ter sucesso à sua maneira.

Outra estratégia fundamental é a implementação de acomodações e adaptações específicas para alunos com necessidades especiais. Isto pode incluir a concessão de tempo suplementar para os exames [129]modificar a apresentação das perguntas, ou utilizar ferramentas tecnológicas para ajudar a exprimir as ideias: um aluno com dificuldades de escrita pode beneficiar da utilização de um software de ditado para transcrever as suas respostas, enquanto um aluno com dificuldades de leitura pode receber versões áudio dos textos a avaliar [130]. Estas adaptações devem ser planeadas em colaboração com os especialistas em educação e os pais, para garantir que respondem às necessidades específicas de cada aluno.

É também essencial promover uma cultura de inclusão na sala de aula. Isto significa encorajar o respeito pelas diferenças, celebrar a diversidade e criar um ambiente em que todos os alunos se sintam valorizados. Os professores podem incentivar actividades que sensibilizem para a diversidade e partilhem experiências pessoais, permitindo aos alunos compreender melhor as diferentes perspectivas e aprender a trabalhar em conjunto. Uma cultura positiva e inclusiva não só ajuda a reduzir as desigualdades, como também promove a aprendizagem colaborativa que beneficia todos os alunos.

A avaliação inclusiva deve ser um processo dinâmico e adaptável. Os professores devem estar preparados para ajustar os seus métodos de avaliação com base no feedback dos alunos e nos resultados obtidos. Ao adoptarem uma abordagem reflexiva, os professores podem identificar lacunas nas suas práticas de avaliação e trabalhar para as colmatar. Isto implica uma vontade de questionar os métodos tradicionais e explorar novos caminhos para garantir que todos os alunos tenham a oportunidade de ter sucesso. Ao incorporar estas estratégias, os professores podem criar um sistema de avaliação verdadeiramente inclusivo e equitativo que satisfaça as necessidades de todos os alunos e promova o seu sucesso.

3.1.3 Adaptação dos instrumentos de avaliação

A adaptação dos instrumentos de avaliação é um passo essencial para garantir que todos os alunos, independentemente do seu nível de capacidade ou necessidades específicas, tenham a oportunidade de mostrar o que sabem e podem fazer. Os instrumentos de avaliação não são apenas instrumentos de medição; desempenham um papel crucial no processo de aprendizagem, fornecendo informações valiosas a professores e alunos. Uma avaliação eficaz deve ser acessível, justa e pertinente, o que exige frequentemente ajustamentos e adaptações para satisfazer as diferentes necessidades dos alunos.

Um dos primeiros passos na adaptação dos instrumentos de avaliação é avaliar as necessidades específicas dos alunos. Isto pode envolver conversas com os alunos, os seus pais e outros profissionais, tais como especialistas em educação. Ao compreender os pontos fortes e os desafios de cada aluno, os professores podem adaptar melhor as ferramentas de avaliação para que sejam acessíveis e adequadas. A integração da tecnologia nas ferramentas de avaliação pode desempenhar um papel fundamental na adaptação das avaliações. Muitas ferramentas tecnológicas oferecem funcionalidades de acessibilidade, como leitores de ecrã, software de ditado ou aplicações que facilitam a organização de ideias.

Envolver os alunos no processo de adaptação dos instrumentos de avaliação é uma abordagem valiosa [24], [131]. Os alunos devem ser encorajados a partilhar as suas opiniões sobre os formatos de avaliação que melhor lhes convêm e as estratégias de aprendizagem que os ajudam a ter êxito. Este feedback pode orientar os professores na modificação dos seus instrumentos de avaliação e promover uma maior autonomia e envolvimento dos alunos no seu próprio processo de aprendizagem. O envolvimento dos alunos neste processo reforça o seu sentido de responsabilidade e de ação na sua aprendizagem.

Por último, é essencial avaliar regularmente a eficácia dos instrumentos de avaliação adaptados. Os professores devem refletir e analisar de que forma as adaptações que implementaram estão realmente a ter impacto no desempenho e no empenho dos alunos. Isto pode implicar discussões em equipa, avaliações cruzadas entre colegas ou a análise dos resultados dos alunos para identificar os pontos fortes e fracos dos instrumentos de avaliação utilizados. Este processo de reflexão permite fazer ajustamentos contínuos e garante que os instrumentos de avaliação respondem efetivamente às necessidades dos alunos, promovendo assim um sistema educativo mais inclusivo e equitativo.

3.2 Feedback e comunicação dos resultados

O feedback e a comunicação de resultados são componentes essenciais do processo de aprendizagem, desempenhando um papel crucial no desenvolvimento académico e pessoal dos estudantes. Este capítulo aborda a importância do feedback como uma ferramenta para os alunos compreenderem o seu desempenho e identificarem áreas a melhorar. Começamos por explorar a razão pela qual o feedback é uma parte fundamental da aprendizagem, destacando o seu impacto direto na motivação e no progresso dos alunos. Em seguida, analisamos estratégias para dar um feedback construtivo, que não só informa os alunos sobre o seu desempenho, mas também os incentiva a adotar uma atitude proactiva em relação à sua aprendizagem. Por último, analisamos a comunicação dos resultados, sublinhando a importância de transmitir esta informação de forma clara e construtiva aos alunos e aos seus pais. O objetivo deste capítulo é fornecer ideias e práticas que ajudem os professores a integrar eficazmente o feedback e a comunicação dos resultados na sua pedagogia, aumentando assim o envolvimento e o sucesso dos alunos.

3.2.1 A importância do feedback no processo de aprendizagem

O feedback desempenha um papel central no processo de aprendizagem, actuando como uma alavanca para melhorar a compreensão e o desenvolvimento de competências dos estudantes [132], [133]. É frequentemente definido como a informação dada a um aluno sobre o seu desempenho, com o objetivo de orientar a sua aprendizagem e incentivar o seu auto-aperfeiçoamento. A investigação demonstrou que um feedback eficaz pode influenciar significativamente os resultados da aprendizagem, ajudando os alunos a compreender o que fizeram bem e o que precisa de ser melhorado.

Um dos aspectos fundamentais do feedback é o facto de este dever ser específico, claro e construtivo. Os alunos precisam de saber exatamente o que conseguiram e onde tiveram dificuldades. Por exemplo, em vez de dizer simplesmente "bom trabalho", um professor pode dizer "a tua compreensão dos conceitos de física é sólida, mas seria útil rever a forma como aplicas esses conceitos em situações práticas". Este tipo de feedback detalhado permite que os alunos concentrem os seus esforços de forma mais eficaz e adoptem estratégias de aprendizagem adaptadas às suas necessidades [134], [135].

O feedback também pode aumentar a motivação dos alunos. Quando recebem comentários positivos sobre os seus esforços e realizações, isso pode aumentar a sua auto-confiança e incentivá-los a continuar a aprender. [136], [137]. Por outro lado, o feedback construtivo que salienta as áreas a melhorar, se for bem formulado, pode também ser visto como uma oportunidade de aprendizagem e não como uma crítica: um professor pode dizer: "Reparei que tiveste dificuldades com essa pergunta; vamos tentar juntos decompor o problema para o compreender melhor". Desta forma, o feedback torna-se uma ferramenta de encorajamento que motiva os alunos a perseverar perante os desafios.

Outro elemento essencial do feedback é a sua frequência e o seu calendário. Estudos demonstraram que um feedback regular e atempado pode ter um impacto positivo na aprendizagem. Quando o feedback é dado logo após a conclusão de uma tarefa, os alunos são mais capazes de estabelecer ligações entre as suas acções e os resultados obtidos. [133]. Isto permite-lhes ajustar a sua aprendizagem em tempo real, facilitando uma melhor compreensão dos conceitos abordados [137], [138]. Por exemplo, no contexto de um projeto de grupo, o feedback frequente sobre o trabalho realizado permite aos alunos fazer alterações e melhorar o seu produto final antes da avaliação final.

O feedback não deve ser um monólogo do professor; deve também encorajar a interação entre o aluno e o professor. Incentivar os alunos a fazer perguntas e a refletir sobre o feedback que recebem promove uma cultura de aprendizagem ativa. [139]. Os professores podem criar oportunidades para os alunos discutirem o seu feedback, permitindo-lhes clarificar pontos que possam não ser claros e explorar estratégias para melhorar. Esta interação não só melhora a compreensão dos alunos, como também lhes permite tornarem-se aprendentes autónomos e reflexivos.

Além disso, o feedback pode também desempenhar um papel importante no desenvolvimento de competências transversais [140], [141]. Ao aprender a dar e receber feedback, os estudantes desenvolvem competências essenciais como a comunicação, a colaboração e o pensamento crítico [142]. Por exemplo, num contexto de trabalho de grupo, os alunos podem aprender a dar feedback construtivo aos seus pares, o que os ajuda a compreender melhor as diferentes perspectivas e a melhorar a sua capacidade de trabalhar em equipa. Esta competência não é apenas valiosa no contexto escolar, mas é também essencial na vida profissional [140].

O feedback pode também promover um sentimento de pertença e de comunidade no seio da turma. [142]. Quando os alunos sabem que estão a receber apoio e feedback construtivo dos seus colegas e professores, isso ajuda a criar um ambiente de aprendizagem positivo. É mais provável que os alunos corram riscos e exprimam as suas ideias quando se sentem seguros e apoiados. Isto cria um ambiente em que os erros são vistos como uma parte normal e necessária do processo de aprendizagem, e não como um fracasso.

A integração do feedback no processo de aprendizagem também exige uma abordagem sistemática. Os professores precisam de estabelecer expectativas claras sobre o feedback, tanto na perspetiva dos alunos como na dos professores. Isto pode incluir a definição de critérios de sucesso, a criação de rubricas de avaliação e a comunicação das expectativas no início de um projeto ou avaliação. Ao terem uma compreensão partilhada dos objectivos e dos critérios de avaliação, os alunos estão mais bem preparados para receber e integrar o feedback na sua aprendizagem.

Por último, é necessário cultivar uma cultura de feedback nas escolas. Isto significa que os líderes educativos devem promover práticas de feedback positivas e incentivar os professores a adoptarem estratégias de avaliação que incorporem o feedback de forma regular e sistemática. [52], [143]. Também se pode oferecer formação e seminários sobre o feedback aos professores para os ajudar a desenvolver competências e métodos eficazes. Ao integrar o feedback na própria estrutura do ensino e da aprendizagem, as escolas podem enriquecer verdadeiramente a experiência educativa e melhorar os resultados de aprendizagem de todos os alunos.

3.2.2 Estratégias para dar feedback construtivo

Dar feedback construtivo é uma competência essencial para os professores, uma vez que pode transformar a experiência de aprendizagem dos alunos. Para que o feedback seja verdadeiramente benéfico, tem de ser claro e direcionado, com o objetivo de encorajar a reflexão e orientar os alunos para a melhoria. Há uma série de estratégias que podem ser utilizadas para garantir que o feedback seja construtivo e eficaz.

A primeira estratégia consiste em utilizar o modelo "sanduíche" para estruturar o feedback [144], [145], [146]. Este modelo começa com uma observação positiva, seguida de uma crítica construtiva e termina com outra nota positiva. Por exemplo, um professor pode dizer: "Fiquei muito impressionado com a forma como articulou as suas ideias nesta apresentação. No entanto, seria útil desenvolver mais os seus argumentos com exemplos concretos. De um modo geral, a sua capacidade de comunicar claramente é uma grande vantagem". Este formato não só reconhece os êxitos, como também permite que as críticas sejam transmitidas de forma sensível, reduzindo o risco de desmotivação do estudante [145], [147].

Outra estratégia eficaz consiste em fazer comentários baseados em observações específicas e não em juízos gerais. Em vez de dizer "está mau", o professor deve apontar exatamente o que correu mal. Por exemplo, "reparei que utilizou vários termos técnicos sem os explicar, o que pode ter tornado a sua apresentação difícil de seguir para algumas pessoas". Esta abordagem ajuda o aluno a compreender exatamente o que precisa de melhorar, tornando o feedback mais útil e direcionado [148].

A utilização de perguntas abertas é também um método poderoso para estimular a reflexão dos alunos. Em vez de dar respostas prontas, o professor pode fazer perguntas que incentivem os alunos a refletir sobre as suas escolhas e os seus processos de aprendizagem. [149], [150]. Por exemplo, ao perguntar "O que te levou a essa conclusão?", o professor incentiva os alunos a analisar o seu próprio pensamento, o que promove uma aprendizagem mais profunda e autónoma [148].

O momento em que o feedback é dado é outra consideração crucial. Dar feedback imediatamente após uma tarefa ou avaliação permite que os alunos estabeleçam a ligação entre as suas acções e os resultados. [151]. Isto promove uma compreensão imediata do que precisa de ser ajustado.

É essencial ter em conta as emoções dos alunos quando se dá feedback[152]. O feedback construtivo não deve incidir apenas sobre o conteúdo, mas também sobre a forma como é recebido. Os professores devem estar conscientes da forma como os seus comentários podem afetar a moral dos alunos. Por conseguinte, é também essencial criar um clima de confiança em que os alunos se sintam à vontade para receber críticas. Os professores podem incentivar este ambiente mostrando que encaram o feedback como uma ferramenta de aprendizagem e não como um castigo [152]. Explicar aos alunos que o feedback é uma forma de melhorar as suas competências e de os ajudar a progredir pode reduzir a ansiedade associada à receção de críticas.

Neste contexto, também pode ser benéfico incentivar o feedback entre pares. Quando os alunos dão feedback uns aos outros, isso incentiva a aprendizagem em colaboração e reforça a sua capacidade de fazer críticas construtivas. Também os ajuda a aprender a receber feedback de uma forma positiva. Por outro lado, dar feedback numa perspetiva de crescimento pode também reforçar o seu impacto positivo. Ao adotar uma linguagem que realça o potencial de melhoria e de aprendizagem contínua, os professores ajudam os alunos a adotar uma mentalidade de desenvolvimento [153]

Por último, é importante dar seguimento ao feedback dado. Os professores precisam de verificar se os alunos compreenderam o feedback dado e se o incorporaram no seu trabalho futuro. Isto pode ser feito através de discussões individuais, perguntas nas aulas seguintes ou examinando o trabalho posterior dos alunos. Este acompanhamento mostra aos alunos que o feedback é uma parte contínua do seu processo de aprendizagem e é importante para o seu progresso.

3.2.3 Comunicação dos resultados aos alunos e aos pais

A comunicação dos resultados aos alunos e aos pais é uma parte essencial do processo educativo [154], [155]. Permite não só dar conta dos resultados académicos, mas também favorecer uma colaboração construtiva entre a escola e a família. Esta comunicação deve ser clara, transparente e orientada para a melhoria contínua dos alunos. Várias estratégias podem ser postas em prática para assegurar uma comunicação eficaz dos resultados. A frequência da comunicação desempenha um papel crucial. Em vez de esperar pelos boletins periódicos para informar os pais sobre o desempenho dos seus filhos, é vantajoso estabelecer pontos de contacto regulares. Estes podem assumir a forma de boletins informativos mensais, correio eletrónico ou reuniões individuais [156]. Estas interações permitem aos professores partilhar os progressos, os êxitos e as áreas a melhorar dos alunos, promovendo assim um diálogo aberto e construtivo. Os pais sentem-se então mais envolvidos na educação dos seus filhos e podem apoiar melhor a sua aprendizagem em casa.

É igualmente essencial utilizar uma linguagem acessível na comunicação dos resultados. Evitar o jargão educativo e utilizar termos simples garantirá que todos os pais, independentemente do seu nível de educação, compreendam a informação fornecida. Por exemplo, em vez de dizer que um aluno alcançou uma "pontuação de 85 em 100 a matemática", pode ser mais útil dizer isto em termos de objectivos alcançados: "O seu filho tem uma boa compreensão dos conceitos básicos de matemática e está no bom caminho para dominar as competências necessárias para o nível seguinte." Esta abordagem centrada na compreensão facilita uma comunicação mais eficaz e aumenta a confiança dos pais no sistema educativo [157].

A apresentação dos resultados deve também ter em conta as emoções dos alunos e dos pais. Quando os resultados ficam aquém das expectativas, é fundamental comunicar esta informação com empatia e sensibilidade. Por exemplo, ao anunciar um resultado dececionante, um professor pode abordar a situação salientando os esforços efectuados pelo aluno e sugerindo estratégias para melhorar o desempenho no futuro. Isto ajuda a minimizar o stress e a deceção potenciais, encorajando, em vez disso, uma atitude de crescimento e aprendizagem. Além disso, ao sublinhar o esforço e os progressos efectuados, mesmo quando os resultados não são os ideais, os professores ajudam a desenvolver uma mentalidade de resiliência nos alunos.

A comunicação dos resultados pode também incluir estratégias para envolver os alunos e os pais. Envolver os alunos na discussão dos seus resultados é uma forma eficaz de os ajudar a tomar consciência da sua própria aprendizagem. Por exemplo, os professores podem pedir aos alunos que apresentem o seu desempenho nas reuniões com os pais, incentivando-os a refletir sobre os seus pontos fortes e fracos. Esta abordagem reforça a responsabilidade pessoal e incentiva os alunos a participarem ativamente na sua educação.

Além disso, é importante proporcionar oportunidades para discussões individuais entre professores e pais. [158], [159]A organização de reuniões de pais ou de conferências individuais permite que os pais façam perguntas, manifestem preocupações e colaborem com os professores para estabelecer planos de ação adaptados a cada aluno. Estas interações reforçam a relação entre a escola e a família, estabelecendo uma parceria educativa que beneficia o aluno. Nestas reuniões, os professores podem também oferecer recursos ou conselhos para ajudar os pais a apoiar a aprendizagem dos seus filhos em casa.

A comunicação dos resultados aos alunos e aos pais deve, portanto, ser um processo proactivo, centrado no diálogo e na colaboração. Ao adotar estratégias claras, acessíveis e empáticas, os professores podem não só informar os pais sobre o desempenho dos seus filhos, mas também incentivá-los a envolverem-se ativamente no processo educativo. Esta sinergia entre a escola e a família é essencial para criar um ambiente de aprendizagem positivo e estimulante, conducente ao sucesso dos alunos.

Conclusão

A avaliação inclusiva e o feedback construtivo são pilares essenciais de uma aprendizagem ética, equitativa e sustentável. A avaliação inclusiva reconhece a diversidade de capacidades e tem por objetivo criar oportunidades de aprendizagem para todos os alunos, em especial para os que têm necessidades especiais. Ao adaptarem os instrumentos e os métodos de avaliação, os professores asseguram que todos os alunos beneficiem de condições equitativas conducentes ao sucesso. Do mesmo modo, um feedback claro e simpático permite que os alunos compreendam melhor o seu desempenho e ajustem as suas estratégias de aprendizagem, aumentando assim o seu empenhamento e motivação. A comunicação dos resultados com os alunos e os pais ajuda a criar um ambiente de colaboração, reforçando a confiança e o envolvimento de todos no processo educativo.

Ao incorporar práticas inclusivas e feedback construtivo, os professores enriquecem a experiência de aprendizagem e criam um clima em que todos os alunos são encorajados a progredir. Este capítulo apela, portanto, a uma reflexão contínua sobre a responsabilidade colectiva dos educadores na criação de ambientes de aprendizagem acessíveis, inclusivos e estimulantes, sublinhando a importância de uma avaliação cuidadosa para a consecução dos objectivos educativos e o desenvolvimento pessoal de cada aluno.

Capítulo 4: Avaliação e inovação digital

4.1 Avaliação e motivação dos alunos

A avaliação e a motivação dos alunos estão intimamente ligadas, uma vez que as práticas de avaliação podem ter um impacto significativo no empenhamento e na atitude dos alunos em relação à sua aprendizagem. Este capítulo explora esta dinâmica, começando por examinar o impacto da avaliação na motivação dos alunos, destacando como diferentes formas de avaliação podem influenciar as percepções, a confiança e o desejo de aprender dos alunos. Em seguida, analisaremos técnicas específicas que os professores podem utilizar para incentivar a motivação através da avaliação, apresentando abordagens que transformam a avaliação numa ferramenta positiva e motivadora. Por último, discutiremos a avaliação como uma ferramenta de desenvolvimento pessoal, salientando como uma avaliação ponderada pode não só ajudar os alunos a adquirir conhecimentos, mas também a desenvolver competências pessoais e sociais que são essenciais para o seu sucesso futuro. Através desta exploração, este capítulo tem como objetivo fornecer aos educadores ideias e ferramentas práticas para integrarem a motivação nas suas práticas de avaliação, promovendo assim uma aprendizagem mais empenhada e significativa.

4.1.1 O impacto da avaliação na motivação

A avaliação desempenha um papel central no percurso escolar dos alunos e tem um impacto significativo na sua motivação. Esta influência pode ser tanto positiva como negativa, dependendo da forma como a avaliação é concebida, aplicada e comunicada. Compreender de que forma a avaliação afecta a motivação dos alunos é crucial para criar um ambiente de aprendizagem estimulante que conduza ao desenvolvimento pessoal e académico [160].

Um dos principais factores a considerar é a natureza da própria avaliação. As avaliações formativas, que têm por objetivo fornecer feedback sobre o desempenho dos alunos ao longo do processo de aprendizagem, tendem a incentivar a motivação intrínseca. Estas avaliações permitem que os alunos vejam os seus progressos, compreendam os seus erros e se envolvam num ciclo de melhoria contínua. Por exemplo, quando os professores dão feedback construtivo e realçam o esforço e o crescimento, os alunos sentem-se frequentemente mais motivados para perseverar e aceitar desafios. Isto cria um clima de aprendizagem positivo em que a tónica é colocada na aprendizagem e não apenas na obtenção de notas.

Por outro lado, as avaliações sumativas, que se centram na medição do desempenho num determinado momento, podem por vezes gerar uma pressão excessiva sobre os alunos. Quando são entendidas como juízos definitivos sobre as suas capacidades ou valor, podem provocar ansiedade, medo do fracasso e desinteresse. Por exemplo, os alunos que obtêm notas inferiores às esperadas podem desenvolver uma mentalidade de desempenho, em que se concentram apenas no resultado e não no processo de aprendizagem. Esta orientação para o desempenho pode ser prejudicial para a sua motivação, levando-os a evitar desafios e a concentrarem-se em tarefas em que sentem que podem ser bem sucedidos, em vez de explorarem oportunidades de aprendizagem.

A forma como os resultados da avaliação são comunicados também desempenha um papel crucial no impacto da avaliação na motivação. Uma comunicação centrada nas áreas a melhorar, sem reconhecer os êxitos, pode desmotivar os alunos. Por conseguinte, é essencial que os professores adoptem uma abordagem equilibrada na apresentação dos resultados, destacando tanto os êxitos como as áreas a melhorar. [4], [161]. Por exemplo, um feedback que realce os progressos e, ao mesmo tempo, ofereça conselhos sobre a forma de resolver as dificuldades pode incentivar os alunos a prosseguirem os seus esforços e a sentirem-se valorizados na sua aprendizagem.

A relação entre o professor e o aluno é também um fator determinante do impacto da avaliação na motivação. Um professor que estabeleça uma ligação positiva com os seus alunos, que demonstre empatia e que valorize os seus esforços, pode influenciar significativamente a sua perceção da avaliação. É mais provável que os alunos se sintam motivados e empenhados quando acreditam que o professor se preocupa com a sua aprendizagem e os apoia nos seus desafios. Pelo contrário, uma relação tensa ou distante pode aumentar o medo do fracasso e o stress associado às avaliações, levando a uma diminuição da motivação. [162], [163].

Outro aspeto a considerar é a forma como as avaliações são percepcionadas pelos próprios alunos. Os alunos com uma mentalidade de crescimento, que acreditam que as suas capacidades podem ser desenvolvidas através do esforço e da perseverança, são frequentemente mais motivados pelas avaliações do que os alunos com uma mentalidade fixa, que acreditam que a sua inteligência e competências são caraterísticas imutáveis. [164], [165]. Assim, ensinar aos alunos a importância do esforço, da resiliência e da aprendizagem pela prática pode ter um impacto positivo na sua motivação. Os professores podem promover esta mentalidade celebrando os fracassos como oportunidades de aprendizagem e incentivando os alunos a encarar os desafios como oportunidades de crescimento.

A avaliação pelos pares e a autoavaliação também podem ter um impacto significativo na motivação. Ao participarem ativamente na sua própria avaliação ou ao avaliarem os seus pares, os alunos desenvolvem uma melhor compreensão dos critérios de sucesso e reforçam o seu empenho na sua aprendizagem. Estas práticas também promovem a autonomia e a responsabilidade, elementos-chave da motivação intrínseca [69]Quando os alunos participam na avaliação pelos pares, não só estão expostos a diferentes perspectivas, como também reforçam as suas próprias capacidades de análise e de pensamento crítico.

Por último, o impacto da avaliação na motivação é também influenciado pelo contexto cultural e social [166], [167]. As expectativas dos pais, as normas da comunidade educativa e as políticas escolares podem moldar a forma como os alunos percepcionam a avaliação [168]. Em ambientes em que o sucesso académico é altamente valorizado, os alunos podem sentir uma pressão adicional para o desempenho, o que, por sua vez, pode afetar a sua motivação. Por conseguinte, é importante que os professores tenham em conta estes factores contextuais e adaptem as suas abordagens de avaliação para apoiar todos os alunos, criando um ambiente de aprendizagem inclusivo e motivador [169].

O impacto da avaliação na motivação é, por conseguinte, uma questão complexa que exige uma análise cuidadosa das práticas de avaliação. Ao adoptarem abordagens centradas na aprendizagem, ao promoverem relações positivas com os alunos e ao comunicarem os resultados de forma construtiva, os professores podem transformar a avaliação numa ferramenta poderosa para incentivar a motivação e apoiar o desenvolvimento académico e pessoal dos alunos.

4.1.2 Técnicas de incentivo à motivação através da avaliação

Incentivar a motivação dos alunos através da avaliação exige a adoção de técnicas variadas e estratégicas [4]. Estas técnicas têm por objetivo transformar a avaliação numa alavanca para o envolvimento, a auto-eficácia e a satisfação pessoal. Ao incorporar métodos de avaliação bem pensados, os professores podem criar um ambiente de aprendizagem em que os alunos se sintam valorizados, envolvidos e motivados para atingir os seus objectivos académicos.

Uma das técnicas mais eficazes para incentivar a motivação é a utilização da avaliação formativa. Esta abordagem, que envolve a avaliação dos alunos ao longo do processo de aprendizagem e não no final de um módulo, fornece um feedback imediato. Este feedback ajuda os alunos a identificar os seus pontos fortes e fracos, encorajando-os a refletir sobre a sua própria aprendizagem. Por exemplo, um professor pode organizar questionários regulares ou debates na aula que permitam aos alunos verificar a sua compreensão dos conceitos antes de uma avaliação sumativa. Ao receberem um feedback construtivo e terem a oportunidade de melhorar as suas competências, os alunos sentem-se frequentemente mais motivados para investir na sua aprendizagem. [4], [160], [170].

A criação de um ambiente de aprendizagem positivo e de apoio é essencial para motivar os alunos através da avaliação. Os professores devem esforçar-se por criar uma cultura de sala de aula em que os erros sejam vistos como oportunidades de aprendizagem e não como fracassos. Incentivar os alunos a partilharem as suas dificuldades e a trabalharem em conjunto para as ultrapassarem também pode aumentar a sua motivação [171]. Ao criar grupos de estudo ou sessões de revisão em colaboração, os alunos podem apoiar-se mutuamente, criando um sentimento de comunidade e de pertença. Este clima positivo ajuda a aumentar a confiança dos alunos e incentiva-os a correr riscos na sua aprendizagem.

Incentivar os alunos a estabelecer objectivos pessoais e a refletir sobre os seus progressos é essencial para manter a sua motivação. [172]. Os professores podem organizar sessões de planeamento em que os alunos identificam os seus objectivos de aprendizagem e definem passos concretos para os alcançar. Assim, os alunos podem ser convidados a refletir sobre as competências que desejam desenvolver e a elaborar um plano de ação para as atingir. Esta prática não só fomenta a responsabilidade pessoal, como também ajuda os alunos a verem os seus progressos ao longo do tempo, reforçando a sua motivação para prosseguirem os seus esforços.

As técnicas para incentivar a motivação através da avaliação são variadas e podem ser adaptadas às necessidades específicas dos alunos e ao contexto de aprendizagem. Incorporando avaliações formativas, definindo objectivos claros, criando um ambiente positivo, encorajando a autoavaliação, utilizando a avaliação pelos pares, oferecendo escolhas e incentivando a reflexão sobre os progressos, os professores podem transformar o processo de avaliação num poderoso fator de motivação.

Ao fazê-lo, ajudam a desenvolver alunos autónomos, empenhados e prontos a enfrentar os desafios do seu percurso educativo.

4.1.3 A avaliação como instrumento de desenvolvimento pessoal

A avaliação, muitas vezes vista simplesmente como um meio de medir o desempenho académico, tem um potencial considerável como ferramenta de desenvolvimento pessoal. De facto, quando a avaliação é cuidadosamente concebida e implementada, pode desempenhar um papel crucial no crescimento individual dos alunos, ajudando-os a compreender melhor as suas capacidades, a ganhar autoconfiança e a desenvolver competências essenciais para a vida. [173], [174].

Em primeiro lugar, a avaliação pode promover a auto-consciência. Ao participarem em avaliações formativas e sumativas, os alunos são incentivados a refletir sobre os seus conhecimentos e competências. Esta reflexão permite-lhes identificar os seus pontos fortes e fracos. Quando os alunos recebem feedback sobre um trabalho, podem aperceber-se de que são excelentes em certas áreas, como a escrita, mas precisam de melhorar noutras, como a análise crítica. Esta tomada de consciência é um passo essencial para o desenvolvimento pessoal, pois incentiva os alunos a adoptarem uma abordagem proactiva da sua aprendizagem. Aprendem a definir objectivos realistas e a trabalhar nas suas áreas de melhoria, o que promove um sentido de autonomia e empenho [4].

Além disso, a avaliação pode servir de trampolim para o desenvolvimento da capacidade de resistência [175]. Perante os desafios da avaliação, os alunos devem aprender a gerir o stress e a pressão, a perseverar perante o fracasso e a desenvolver uma mentalidade de crescimento. Um aluno que receba uma nota inferior à esperada pode ser levado a refletir sobre as razões desse resultado e a desenvolver um plano de ação para melhorar [176]. Este processo de aprendizagem através do insucesso é essencial porque ensina aos alunos que os erros não são um fim em si mesmos, mas sim oportunidades para aprender e crescer. Ao cultivar esta resiliência, os estudantes preparam-se não só para superar os desafios académicos, mas também os da vida quotidiana.

A avaliação pode também incentivar o desenvolvimento de competências interpessoais e de trabalho em equipa. As actividades de avaliação em grupo, como os projectos de colaboração ou as apresentações, dão aos alunos a oportunidade de trabalhar em conjunto, partilhar ideias e aprender a gerir conflitos. Através destas interações, os alunos desenvolvem competências essenciais como a comunicação, a negociação e a liderança [177]. Um projeto de grupo em que cada membro tem de contribuir para uma parte da apresentação não só reforça os conhecimentos académicos, como também cultiva relações positivas entre os alunos. Esta dimensão social da avaliação ajuda a preparar os alunos para um ambiente de trabalho colaborativo no futuro.

A avaliação como instrumento de desenvolvimento pessoal manifesta-se também no incentivo à autorregulação. Quando os alunos são envolvidos no processo de avaliação, através da autoavaliação ou da avaliação pelos pares, desenvolvem competências críticas que lhes permitem gerir a sua própria aprendizagem. [178], [179]. Ao serem responsáveis pela sua própria avaliação, os estudantes aprendem a estabelecer critérios de sucesso, a refletir sobre o seu desempenho e a ajustar as suas estratégias de aprendizagem em conformidade. Esta capacidade de autorregulação não só é benéfica para a sua carreira académica, como também é crucial para o seu desenvolvimento pessoal e profissional a longo prazo.

A avaliação pode também ser utilizada para aumentar a motivação intrínseca dos alunos, permitindo-lhes estabelecer objectivos de aprendizagem significativos e pessoais [180]. Ao oferecer escolhas no processo de avaliação, como o formato da apresentação ou o tema de um projeto, os alunos sentem-se mais empenhados e motivados: um aluno apaixonado por um determinado assunto estará mais motivado para o investigar mais e para se empenhar no seu trabalho [161]. Esta autonomia de escolha reforça igualmente o seu empenhamento na aprendizagem, o que constitui um fator essencial para o seu desenvolvimento pessoal.

Outro aspeto importante é a forma como a avaliação pode contribuir para o desenvolvimento de uma mentalidade de aprendizagem ao longo da vida. Ao criar uma cultura de avaliação positiva que valoriza o esforço e a melhoria em detrimento do desempenho, os professores podem incentivar os alunos a adotar o conceito de aprendizagem ao longo da vida. Ao celebrarem os progressos e salientarem a importância do esforço, os alunos são encorajados a encarar o seu percurso educativo como um processo contínuo. Isto não só promove o seu desenvolvimento pessoal, como também os prepara para uma carreira profissional em que a aprendizagem e a adaptação são essenciais [181].

A avaliação, quando utilizada de forma estratégica e reflectida, torna-se uma poderosa ferramenta de desenvolvimento pessoal para os alunos. Promove a auto-consciência, desenvolve a resiliência, melhora as competências interpessoais, incentiva a autorregulação e aumenta a motivação intrínseca. Ao integrar estas dimensões no processo de avaliação, os professores podem ajudar os alunos a desenvolverem-se não só como aprendentes, mas também como indivíduos, preparados para enfrentar os desafios da vida com confiança e determinação.

4.2 Avaliação num contexto digital

A avaliação num contexto digital representa um desenvolvimento importante na prática educativa contemporânea, oferecendo novas possibilidades de medir a aprendizagem dos alunos de uma forma mais interactiva e reactiva. Este capítulo examina as várias ferramentas digitais disponíveis para a avaliação, que facilitam não só a criação de avaliações mais diversificadas e envolventes, mas também a recolha e análise do desempenho dos alunos. Analisaremos também as vantagens e os desafios da avaliação em linha, explorando a forma como esta modalidade pode enriquecer a experiência de aprendizagem, ao mesmo tempo que levanta questões cruciais sobre a equidade, a segurança e a integridade das avaliações. Por último, analisamos a utilização dos dados das avaliações digitais para melhorar as práticas pedagógicas, salientando a importância de uma abordagem baseada em dados para ajustar as estratégias de ensino e de avaliação. Este capítulo tem como objetivo fornecer aos educadores conhecimentos práticos e reflexões sobre a forma como a avaliação digital pode ser efetivamente integrada na sua prática diária.

4.2.1 Ferramentas de avaliação digital

A integração de ferramentas digitais no processo de avaliação transformou os métodos tradicionais, oferecendo novas possibilidades de medir as competências e os conhecimentos dos alunos de uma forma mais dinâmica e cativante [34], [182], [183]. As ferramentas digitais não só facilitam a avaliação, como também enriquecem a experiência de aprendizagem. Neste contexto, estão a surgir várias ferramentas e tecnologias, cada uma com caraterísticas distintas que podem satisfazer as diferentes necessidades de professores e alunos.

As plataformas de avaliação em linha contam-se entre as ferramentas mais utilizadas [183]. Permitem aos professores criar, distribuir e classificar testes de forma rápida e eficiente. Plataformas como o Google Forms, o Quizizz e o Kahoot! oferecem funcionalidades interactivas que envolvem os alunos ao mesmo tempo que facilitam o processo de avaliação. [184]. Por exemplo, o Kahoot! utiliza questionários interactivos em que os alunos podem participar em tempo real, promovendo um ambiente competitivo e estimulante. Estas ferramentas também permitem uma análise rápida dos resultados, fornecendo aos professores estatísticas valiosas sobre o desempenho dos alunos, permitindo-lhes adaptar o seu ensino em conformidade.

Outro aspeto importante das ferramentas digitais de avaliação é a possibilidade de utilizar portefólios electrónicos [185]. Estas plataformas permitem que os estudantes recolham e organizem os seus trabalhos, projectos e reflexões ao longo do seu percurso académico. Ferramentas como o Seesaw e o Mahara permitem aos estudantes documentar a sua aprendizagem e apresentar as suas realizações de uma forma que vai para além das simples notas. Os portefólios electrónicos também incentivam a autoavaliação e a reflexão, uma vez que os alunos podem olhar para o trabalho anterior e avaliar os seus progressos ao longo do tempo. Esta abordagem incentiva uma visão mais holística da avaliação, em que os alunos participam ativamente no seu processo de aprendizagem. [185], [186], [187], [188].

As ferramentas de avaliação pelos pares representam também uma inovação significativa no domínio digital [189], [190]. Plataformas como o Peergrade ou o Turnitin permitem que os estudantes avaliem o trabalho dos seus pares, o que não só promove a aprendizagem em colaboração, mas também uma compreensão mais profunda dos critérios de avaliação. [191]. Este tipo de avaliação incentiva os estudantes a desenvolver competências críticas e analíticas, reforçando simultaneamente a sua capacidade de dar e receber feedback construtivo. Além disso, a avaliação pelos pares ajuda a criar um clima de sala de aula mais participativo e inclusivo, em que os alunos se sentem valorizados e responsáveis pela sua aprendizagem colectiva.

A avaliação adaptativa é outro desenvolvimento fundamental no domínio digital. Estes sistemas utilizam algoritmos para ajustar a dificuldade das perguntas em função das respostas dos alunos, permitindo uma avaliação personalizada e direcionada. [192], [193]. Ferramentas como a Knewton e a DreamBox Learning adaptam-se ao nível de competências de cada aluno, oferecendo avaliações que não só são exactas como também motivadoras. Este tipo de avaliação dinâmica permite aos professores ter uma visão global das competências dos alunos, ao mesmo tempo que lhes propõe desafios que correspondem ao seu nível de compreensão [194].

Por último, as ferramentas de análise de dados desempenham um papel crucial na avaliação digital. A utilização de software de análise permite aos professores monitorizar o desempenho dos alunos, identificar tendências e tomar decisões informadas sobre o ensino [195].

Ferramentas como o Tableau ou o Power BI permitem visualizar os dados de avaliação, facilitando a compreensão dos resultados e dos progressos dos alunos. Estas análises podem ser utilizadas para adaptar as estratégias de ensino, respondendo às necessidades específicas dos alunos e melhorando continuamente o processo educativo [196].

As ferramentas de avaliação digital oferecem oportunidades sem precedentes para enriquecer a experiência de aprendizagem. Ao integrarem plataformas de avaliação em linha, portefólios electrónicos, avaliação pelos pares, jogos sérios, avaliação adaptativa e ferramentas de análise de dados, os professores podem criar um ambiente de aprendizagem interativo e envolvente. [197]. Esta transformação digital faz mais do que simplesmente medir o desempenho académico; também promove a aprendizagem ativa e colaborativa, prepara os alunos para um mundo digital em constante mudança e permite-lhes desenvolver competências essenciais para o seu futuro.

4.2.2 Avaliação em linha: vantagens e desafios

A avaliação em linha tornou-se uma componente essencial do panorama educativo moderno, oferecendo tanto benefícios significativos como desafios consideráveis. Este modo de avaliação, que utiliza plataformas digitais para administrar e classificar testes e avaliações, desenvolveu-se amplamente, sobretudo em resposta à necessidade de adaptabilidade face a situações como a pandemia de COVID-19. As vantagens da avaliação em linha são variadas e afectam tanto os professores como os alunos.

Uma das principais vantagens da avaliação em linha é a flexibilidade que oferece. Os alunos podem fazer os testes quando lhes for conveniente, o que permite uma melhor gestão do tempo, especialmente para aqueles que têm compromissos fora da escola [198], [199]. Esta flexibilidade também é benéfica para os professores, que podem conceber avaliações que podem ser administradas em alturas diferentes, consoante as necessidades dos alunos. Além disso, as ferramentas de avaliação em linha permitem a realização de testes à distância, alargando assim o acesso à educação aos alunos que, por razões geográficas ou pessoais, não podem estar fisicamente presentes numa sala de aula.

Outra grande vantagem é a rapidez da correção e do feedback. As plataformas de avaliação em linha oferecem frequentemente funcionalidades automatizadas que permitem que os testes de escolha múltipla sejam corrigidos em tempo real e que os resultados sejam fornecidos instantaneamente aos alunos. Isto reduz significativamente o tempo que os professores passam a corrigir os testes, permitindo-lhes concentrar-se mais no ensino e no apoio aos alunos. Esta rapidez do feedback é crucial para o processo de aprendizagem, pois permite que os alunos compreendam imediatamente os seus erros e adaptem as suas estratégias de aprendizagem em conformidade. [200], [201], [202], [203].

A avaliação em linha também oferece possibilidades de avaliação diversificadas e inovadoras. Os professores podem criar testes multimédia que incluam vídeos, imagens e simulações interactivas, tornando a avaliação mais interessante e pertinente. Por exemplo, um teste de ciências pode incluir um vídeo de uma experiência a ser analisada, o que não seria possível num formato tradicional em papel. Esta diversidade enriquece a experiência de avaliação e permite que os alunos demonstrem as suas competências de uma forma mais autêntica.

No entanto, apesar destas vantagens, a avaliação em linha também apresenta uma série de desafios [204]. Um dos maiores é o da equidade e do acesso. Nem todos os alunos têm igual acesso às tecnologias digitais e à Internet, o que pode criar desigualdades no processo de avaliação. [205]. Os estudantes de meios desfavorecidos podem encontrar-se em desvantagem se não tiverem acesso a um computador ou a uma ligação estável à Internet [206]. Isto levanta questões sobre a equidade dos resultados dos alunos num ambiente de avaliação em linha e sublinha a necessidade de soluções alternativas para garantir um acesso equitativo.

A segurança e a integridade das avaliações em linha é outro grande desafio. Os riscos de fraude e de batota são maiores num ambiente digital, onde os alunos podem ser tentados a utilizar recursos não autorizados durante um teste. Por conseguinte, os professores devem estar vigilantes e adotar medidas de segurança, como a utilização de sistemas de monitorização remota ou a conceção de avaliações que minimizem a possibilidade de batota. [206], [207], [208]. Além disso, a gestão dos dados pessoais dos alunos deve ser uma prioridade, a fim de garantir a proteção da sua privacidade e respeitar a regulamentação em matéria de proteção de dados.

Outro desafio diz respeito à qualidade das avaliações. Embora as ferramentas digitais permitam a criação de uma grande variedade de testes, é essencial que estas avaliações sejam bem concebidas e alinhadas com os objectivos de aprendizagem. Os professores devem garantir que as avaliações em linha medem efetivamente as competências e os conhecimentos que foram concebidos para avaliar. Para tal, é necessário que os professores recebam formação adequada sobre a utilização de ferramentas digitais e a conceção de avaliações eficazes. Sem isso, existe um risco elevado de se produzirem avaliações não fiáveis ou irrelevantes [34], [206], [209].

Por último, a adaptação ao formato digital pode ser um desafio para alguns alunos. Enquanto muitos alunos se familiarizam com as tecnologias digitais, outros podem ter dificuldade em navegar em ambientes em linha. Esta dificuldade pode provocar stress ou ansiedade adicionais durante as avaliações, afectando o seu desempenho. Os professores devem estar conscientes destas variabilidades e prestar o apoio adequado para ajudar todos os alunos a sentirem-se confortáveis e confiantes na avaliação em linha [210].

A avaliação em linha oferece vantagens inegáveis em termos de flexibilidade, rapidez e inovação. No entanto, também traz consigo desafios relacionados com a equidade, a segurança, a qualidade das avaliações e a adaptação dos alunos. Para tirar o máximo partido da avaliação em linha, é fundamental que os professores e os estabelecimentos de ensino abordem estes desafios de forma proactiva, implementando estratégias para garantir que todos os alunos beneficiem de uma avaliação justa e significativa num ambiente digital.

4.2.3 Utilizar os dados para melhorar a avaliação

A utilização de dados na avaliação tornou-se uma prática essencial para melhorar os processos educativos e otimizar a aprendizagem dos alunos [211]. Os dados recolhidos nas avaliações digitais fornecem informações valiosas sobre o desempenho dos alunos, os comportamentos de aprendizagem e a eficácia das estratégias de ensino utilizadas. [5], [211]. Ao analisar estes dados, os professores podem identificar tendências, adaptar o seu ensino e, em última análise, apoiar os alunos de uma forma mais direcionada.

Um aspeto fundamental da utilização de dados é a capacidade de medir o progresso dos alunos numa base contínua. As avaliações em linha permitem recolher dados em todas as fases da aprendizagem, seja através de questionários, exames ou projectos. Estas avaliações permitem monitorizar não só os resultados globais, mas também as competências específicas que cada aluno domina ou que ainda precisa de desenvolver. Por exemplo, se um aluno revela dificuldades numa determinada área, os professores podem intervir rapidamente para prestar um apoio específico, seja através de remediação, tutoria ou recursos adicionais. [211], [212].

Os dados de avaliação podem também ser utilizados para identificar lacunas e pontos fortes no currículo. Ao analisar os resultados dos testes a um nível agregado, os educadores podem detetar tendências que evidenciam áreas em que os alunos estão a ter dificuldades gerais [212]. Isto pode levar a uma revisão do conteúdo do curso ou dos métodos de ensino para melhor responder às necessidades dos alunos. Por exemplo, se os resultados mostrarem que a maioria dos alunos não responde a perguntas sobre um conceito fundamental, isso pode indicar que o conceito não foi ensinado de uma forma suficientemente clara ou cativante.

Além disso, a utilização de dados pode ajudar a personalizar a aprendizagem [213]. Com as informações recolhidas, os professores podem compreender melhor as preferências e os estilos de aprendizagem de cada aluno. Como resultado, podem conceber avaliações e actividades de ensino para satisfazer as necessidades individuais dos alunos. Por exemplo, se um aluno se destaca na aprendizagem visual, os professores podem incorporar elementos visuais nas suas avaliações para tornar o conteúdo mais acessível e atrativo. Esta abordagem individualizada não só incentiva a participação dos alunos, como também contribui para uma melhoria significativa dos seus resultados.

A análise dos dados educativos não se limita à avaliação do desempenho dos alunos; inclui também a reflexão sobre as práticas de ensino. Os professores podem utilizar ferramentas de análise para examinar a eficácia das suas próprias estratégias de ensino. Ao comparar os resultados dos alunos antes e depois da implementação de um novo método de ensino, podem determinar se este tem um impacto positivo na aprendizagem. Por exemplo, se um professor introduzir um método de aprendizagem baseado em projectos e verificar uma melhoria significativa no desempenho dos alunos nas avaliações subsequentes, isso pode confirmar a eficácia dessa abordagem. [214], [215], [216].

Outro aspeto importante da utilização de dados para melhorar a avaliação é o desenvolvimento de sistemas de feedback orientados para os dados [217]. Os professores podem tirar partido dos resultados da avaliação para dar um feedback mais específico e relevante aos alunos. Em vez de fazer comentários gerais, os professores podem referir-se a dados específicos para discutir os progressos dos alunos, os erros recorrentes e as áreas a trabalhar. Esta abordagem de feedback, baseada em dados concretos, ajuda os alunos a compreender exatamente em que ponto se encontram na sua aprendizagem e o que precisam de fazer para melhorar.

Os dados podem também desempenhar um papel crucial no desenvolvimento de programas de apoio aos estudantes [218], [219]. Ao identificar os alunos com dificuldades com base nos dados de avaliação, as escolas podem pôr em prática intervenções direcionadas, tais como programas de tutoria, grupos de apoio ou seminários específicos. Por exemplo, se os dados revelarem que um grupo de alunos está a ter dificuldades em matemática, a escola pode organizar sessões de recuperação para abordar especificamente os conceitos problemáticos. Isto permite uma abordagem proactiva da educação, em que os problemas são identificados e tratados antes de se tornarem grandes obstáculos à aprendizagem.

É igualmente essencial sublinhar que a utilização de dados na avaliação exige uma formação adequada dos professores. Para tirar o máximo partido das ferramentas de análise e das plataformas de recolha de dados, os educadores devem receber formação não só sobre a forma de utilizar essas ferramentas, mas também sobre a forma de interpretar e atuar com base nos dados. Um conhecimento profundo dos dados permite-lhes fazer escolhas informadas que influenciarão positivamente a aprendizagem dos alunos. A formação em serviço e os recursos devem ser disponibilizados para apoiar os professores neste processo.

Por último, a utilização ética dos dados na avaliação deve ser uma prioridade. A proteção da privacidade dos alunos e a utilização responsável dos dados são preocupações importantes no contexto digital. As escolas têm de adotar políticas claras em matéria de recolha, armazenamento e utilização de dados para garantir a segurança da informação dos alunos. Tal contribui não só para a confiança dos alunos e dos pais, mas também para a criação de um ambiente de aprendizagem positivo e seguro.

A integração de dados no processo de avaliação oferece muitas oportunidades para melhorar a aprendizagem e o ensino. Ao utilizar os dados para monitorizar os progressos dos alunos, adaptar os métodos de ensino, personalizar a aprendizagem e fornecer feedback construtivo, os professores podem não só melhorar a avaliação como também enriquecer a experiência educativa global. Além disso, com formação adequada e uma abordagem ética, a utilização de dados pode transformar o panorama educativo, tornando a avaliação mais eficaz e significativa para todos os envolvidos.

4.3 Reflexões sobre o futuro da avaliação

O panorama da avaliação educacional está em constante evolução, influenciado por factores tecnológicos, socioculturais e pedagógicos que estão a redefinir as expectativas de aprendizagem e de avaliação. Este capítulo analisa as reflexões sobre o futuro da avaliação, começando por explorar as tendências actuais que moldam a prática da avaliação. Veremos como abordagens como a avaliação formativa, a utilização de tecnologias digitais e os métodos centrados no aluno estão a emergir como soluções eficazes para satisfazer as diversas necessidades dos alunos. Em seguida, discutiremos os desafios e as oportunidades da avaliação num mundo em mudança, considerando as implicações das rápidas mudanças na sociedade, no mercado de trabalho e nas expectativas educativas. Por fim, apresentamos algumas perspectivas e recomendações práticas para os professores, para os ajudar a navegar nesta dinâmica de mudança e a adaptar as suas práticas de avaliação em conformidade. Este capítulo pretende inspirar uma reflexão proactiva sobre o futuro da avaliação e encorajar os educadores a prepararem-se para os desafios do futuro, maximizando simultaneamente as oportunidades de aprendizagem para os seus alunos.

4.3.1 Tendências actuais de avaliação

As tendências actuais na avaliação da educação reflectem uma evolução para práticas mais centradas no aluno, que incorporam abordagens inovadoras e têm em conta as diversas necessidades dos alunos. Estas tendências são moldadas por factores como os avanços tecnológicos, a investigação pedagógica e as exigências de um mundo em constante mudança. Neste contexto, estão a surgir várias tendências que estão a redefinir a forma como a avaliação é concebida e implementada [2], [35], [220].

Uma das principais tendências é a ênfase na avaliação formativa [50], [221]. Ao contrário da avaliação sumativa, que se centra no julgamento final dos resultados dos alunos, a avaliação formativa visa fornecer um feedback contínuo ao longo do processo de aprendizagem. Esta abordagem permite que os alunos compreendam os seus pontos fortes e fracos em tempo real, o que incentiva a aprendizagem autónoma e proactiva. Os professores utilizam uma variedade de ferramentas e técnicas, como questionários em linha, debates nas aulas e auto-avaliações, para recolher dados sobre os progressos dos alunos e ajustar o seu ensino em conformidade. Esta tendência para a avaliação formativa transforma o papel do professor num papel de facilitador, capaz de acompanhar cada aluno no seu percurso de aprendizagem.

Outra tendência significativa é a integração da avaliação pelos pares e da autoavaliação. Estes métodos incentivam os alunos a participar ativamente no seu próprio processo de aprendizagem, avaliando o seu próprio trabalho e o dos seus pares. [222]. A avaliação pelos pares desenvolve competências críticas e analíticas, reforçando simultaneamente a colaboração e o diálogo entre os estudantes. A autoavaliação, por outro lado, permite que os estudantes tomem consciência da sua própria aprendizagem, estabeleçam objectivos e avaliem os seus progressos em relação a esses objectivos. Estas práticas promovem a autonomia dos estudantes e dão-lhes as ferramentas necessárias para se tornarem aprendentes reflexivos e responsáveis [223].

A utilização crescente da tecnologia no processo de avaliação é também uma tendência significativa [182]. As ferramentas digitais não só facilitam a recolha e a análise de dados, como também permitem avaliações mais interessantes e interactivas. As plataformas de avaliação em linha oferecem caraterísticas como questionários adaptativos, que ajustam a dificuldade das perguntas com base nas respostas dos alunos, e simulações imersivas, que permitem a prática de competências em ambientes realistas. A acessibilidade destas ferramentas promove uma aprendizagem flexível, em que os alunos podem trabalhar ao seu próprio ritmo, o que abre novas vias para uma avaliação autêntica [224].

A personalização da avaliação é outra tendência que está a ganhar importância. Graças aos avanços tecnológicos e à análise de dados, os professores podem agora conceber avaliações que têm em conta as necessidades individuais de cada aluno. Ao adaptarem os métodos de avaliação aos estilos de aprendizagem, interesses e níveis de competências dos alunos, os professores podem garantir uma experiência de aprendizagem mais inclusiva e eficaz. Esta abordagem personalizada não só aumenta a motivação dos alunos, como também melhora o seu empenhamento e desempenho [225].

Simultaneamente, nos processos de avaliação, é dada uma ênfase crescente às competências transcurriculares. Competências como a colaboração, a comunicação, o pensamento crítico e a criatividade são cada vez mais reconhecidas como elementos essenciais a avaliar na educação moderna. [226]. Os estabelecimentos de ensino esforçam-se por integrar estas competências nas suas avaliações, criando projectos interdisciplinares e actividades práticas que permitam aos alunos demonstrar a sua capacidade de aplicar os seus conhecimentos em contextos da vida real. Isto reflecte uma visão holística da educação, que ultrapassa a mera aquisição de conhecimentos teóricos.

A avaliação inclusiva, que tem por objetivo responder às necessidades dos alunos com necessidades especiais, é também uma tendência crescente. Os educadores estão a tomar consciência da importância de adaptar as práticas de avaliação para garantir que todos os alunos, independentemente das suas dificuldades ou capacidades, possam participar plenamente no processo de aprendizagem. Isto pode implicar a utilização de materiais adequados, a modificação dos critérios de avaliação ou a oferta de diferentes formas de exprimir os conhecimentos. Esta abordagem promove um ambiente de aprendizagem equitativo e respeitador da diversidade [227], [228].

Por último, a forma de pensar sobre o objetivo da avaliação está a mudar. Cada vez mais, a avaliação é vista como um instrumento de desenvolvimento pessoal e não apenas como um meio de sancionar erros ou classificar os alunos. Educadores e estudantes reconhecem que a avaliação deve ser utilizada para enriquecer o processo de aprendizagem e promover uma cultura de sucesso e crescimento. Isto inclui o desenvolvimento de práticas de feedback construtivo, em que a tónica é colocada no progresso e nos passos seguintes e não nos erros do passado.

4.3.2 Avaliação num mundo em mudança

A avaliação num mundo em mudança é um desafio estimulante que exige uma adaptação constante às novas realidades sociais, económicas e tecnológicas. Num contexto em que os conhecimentos e as competências exigidos pelo mercado de trabalho estão a mudar rapidamente, os sistemas educativos têm de reavaliar e redefinir os seus métodos de avaliação para responder a estas novas exigências. Isto significa rever os objectivos de aprendizagem, os métodos de avaliação e os critérios de sucesso, tendo simultaneamente em conta as diferentes necessidades dos estudantes.

Uma das caraterísticas marcantes deste mundo em mudança é a aceleração da transformação digital [229]. As tecnologias digitais, incluindo a inteligência artificial, a aprendizagem eletrónica e as ferramentas de análise de dados, estão a mudar radicalmente a forma como a avaliação é concebida e realizada. Por exemplo, as plataformas de avaliação em linha permitem adaptar os testes às capacidades individuais dos alunos, proporcionando uma experiência mais personalizada e eficaz. Esta tecnologia também permite um feedback instantâneo, que é essencial para o desenvolvimento contínuo das competências. Num ambiente digital, os alunos podem receber feedback imediato sobre o seu desempenho, o que lhes permite compreender melhor os seus erros e ajustar a sua aprendizagem em conformidade[230].

Neste contexto, a avaliação deve evoluir no sentido de valorizar não só os conhecimentos teóricos, mas também as competências práticas e transdisciplinares. A capacidade de resolver problemas, trabalhar em equipa e adaptar-se a ambientes em mudança é cada vez mais reconhecida como essencial para o sucesso no mundo profissional. Os sistemas de avaliação devem, portanto, incorporar métodos que meçam estas competências, tais como projectos de colaboração, estudos de casos e simulações. Estes métodos de avaliação incentivam uma abordagem autêntica, em que os estudantes são confrontados com situações da vida real que os preparam para os desafios do futuro.

Além disso, a avaliação deve também ter em conta a diversidade cultural e as desigualdades sociais [231]. medida que as sociedades se tornam cada vez mais multiculturais, é crucial que os sistemas de avaliação sejam inclusivos e equitativos. Isto significa que devem esforçar-se por reduzir os preconceitos e adaptar os critérios de avaliação para responder às necessidades de todos os alunos, independentemente da sua origem socioeconómica ou cultural. Os educadores devem ser formados para conceber avaliações que tenham em conta esta diversidade, utilizando abordagens flexíveis que respeitem as diferenças individuais [232].

Além disso, o impacto das alterações climáticas e das questões ambientais na educação e na avaliação é também um aspeto a ter em conta. As competências relacionadas com a sustentabilidade, o pensamento crítico sobre os desafios ambientais e a responsabilidade social devem ser integradas nos objectivos de aprendizagem. Os sistemas de avaliação devem então ser capazes de avaliar estas competências, incentivando os alunos a refletir sobre o seu papel enquanto cidadãos globais. Os projectos que tratam de questões ambientais, a investigação de soluções sustentáveis ou a ação comunitária podem constituir uma base sólida para essas avaliações. [233], [234].

Simultaneamente, a avaliação à distância tem vindo a aumentar consideravelmente, em especial devido a acontecimentos mundiais recentes, como a pandemia de COVID-19. [235]. Esta mudança revelou desigualdades no acesso à educação e sublinhou a necessidade de sistemas de avaliação que funcionem eficazmente independentemente do modo de prestação. As instituições devem agora considerar soluções híbridas que combinem o ensino presencial e o ensino à distância, assegurando simultaneamente que as avaliações sejam justas e fiáveis em todos os contextos [236].

A avaliação num mundo em mudança deve também ter em conta as expectativas das partes interessadas, incluindo os empregadores e os pais. Os empregadores procuram cada vez mais licenciados com competências práticas e adaptativas que possam trabalhar em ambientes diversificados e em mudança. [237]. Por conseguinte, os sistemas educativos devem estabelecer ligações com as indústrias e integrar as suas expectativas nos programas de avaliação. Isto pode incluir parcerias com empresas para desenvolver avaliações que reflictam as competências procuradas no mercado de trabalho.

a questão da responsabilidade ética e da transparência na avaliação está a tornar-se crucial. medida que as tecnologias de avaliação evoluem, é essencial garantir que os dados dos alunos sejam protegidos e utilizados de forma ética. Os educadores, as instituições e os decisores devem comprometer-se com elevados padrões de confidencialidade e segurança dos dados, assegurando simultaneamente que os sistemas de avaliação são acessíveis e justos para todos.

4.3.3 Perspectivas e recomendações para os professores

As perspectivas e recomendações para os professores em matéria de avaliação devem ser abordadas no âmbito de uma reflexão sobre a evolução da educação e as competências exigidas aos estudantes num mundo em rápida mutação. [238]. Para tal, é fundamental que os professores adoptem uma abordagem proactiva, incorporando métodos de avaliação que sejam simultaneamente pertinentes e adaptáveis. Isto começa com uma tomada de consciência das diferentes questões que a avaliação enfrenta atualmente, incluindo a evolução tecnológica, as expectativas da sociedade e as diversas necessidades dos alunos.

Em primeiro lugar, os professores precisam de participar em acções de formação contínua para se manterem a par das últimas investigações em matéria de avaliação e pedagogia. [239]. Esta formação pode assumir várias formas, como workshops, seminários ou mesmo comunidades de prática nas escolas [240]. Ao mergulharem nas novas tendências e métodos, os professores estarão mais bem preparados para integrar uma variedade de abordagens de avaliação, desde a avaliação formativa à avaliação pelos pares e à autoavaliação. Isto ajudá-los-á não só a avaliar melhor as competências dos alunos, mas também a promover um clima de aprendizagem positivo e dinâmico. [20].

Em segundo lugar, os professores devem adotar uma abordagem centrada no aluno nas suas práticas de avaliação. Isto significa ter em conta as necessidades, os interesses e os estilos de aprendizagem de cada aluno. Ao personalizar os métodos de avaliação, como a oferta de diferentes modalidades (escrita, oral, prática) e a integração de projectos de colaboração, os professores podem criar experiências de aprendizagem mais inclusivas e interessantes. Esta personalização também promove a motivação e o empenho dos alunos, envolvendo-os ativamente no seu próprio processo de aprendizagem. [241], [242].

Em terceiro lugar, é essencial que os professores utilizem ferramentas digitais e tecnologias educativas para enriquecer as suas práticas de avaliação. [131], [243]. A integração destas ferramentas pode abrir novas possibilidades para a recolha de dados, a análise do desempenho e o fornecimento de feedback rápido. Os professores podem tirar partido das plataformas de avaliação em linha para criar avaliações adaptativas que respondam às capacidades individuais dos alunos [244]. Ao utilizar os dados de aprendizagem para aperfeiçoar os seus métodos de ensino, os professores podem responder melhor às necessidades dos seus alunos e melhorar a eficácia da sua avaliação.

Além disso, é importante que os professores desenvolvam critérios de sucesso claros e transparentes. [99], [245]. Estes critérios devem ser partilhados com os alunos no início de um módulo ou projeto, para os informar sobre as expectativas e os objectivos a atingir. Ao tornar estes critérios visíveis e acessíveis, os professores ajudam os alunos a compreender melhor o que se espera deles, o que também lhes permite estabelecer objectivos pessoais. Além disso, esquemas de avaliação bem definidos podem ajudar a garantir uma avaliação justa e objetiva, reduzindo os preconceitos subjectivos.

Outra recomendação crucial para os professores é encorajar um feedback construtivo e contínuo [246]. O feedback não deve ser visto apenas como uma avaliação final, mas como uma parte central do processo de aprendizagem. Ao fornecer feedback regular e pormenorizado, os professores podem orientar os alunos nos seus esforços de aprendizagem e ajudá-los a identificar os seus pontos fortes e as áreas a melhorar. Isto ajuda a criar uma cultura de feedback positivo em que os alunos se sentem apoiados no seu percurso.

Os professores devem também considerar a possibilidade de colaborar com outros profissionais da educação para enriquecer as suas práticas de avaliação. [247], [248]. Ao partilharem recursos, ideias e experiências, podem desenvolver abordagens mais abrangentes e eficazes da avaliação. Os intercâmbios com colegas, quer dentro da mesma escola quer através de redes mais alargadas, proporcionam uma diversidade de perspectivas que pode alimentar a inovação na avaliação.

Por último, é imperativo que os professores tenham em conta as questões da inclusão e da equidade nas suas práticas de avaliação. [249]. Isto significa adaptar as ferramentas e os métodos para responder às necessidades de todos os alunos, especialmente os que têm necessidades especiais. Os professores precisam de ser formados em práticas de avaliação inclusivas e na utilização de adaptações que garantam que todos os alunos possam participar plenamente e ter uma oportunidade justa de sucesso. Ao criar um ambiente de aprendizagem respeitoso e equitativo, os professores contribuem para a construção de uma sociedade mais inclusiva.

De um modo geral, as perspectivas e recomendações para os professores sobre a avaliação sublinham a importância de uma abordagem reflexiva e adaptativa. Ao integrar práticas centradas no aluno, utilizando ferramentas digitais, clarificando os critérios de sucesso e promovendo um feedback construtivo, os professores podem transformar os seus métodos de avaliação para melhor responder aos desafios do mundo atual. É adoptando estes princípios que os professores poderão preparar os alunos para navegarem com sucesso num futuro em constante mudança.

Conclusão

A avaliação, quer seja motivacional, digital ou orientada para o futuro, desempenha um papel crucial na criação de um ambiente de aprendizagem dinâmico e adaptado às necessidades dos alunos. O impacto da avaliação na motivação realça a importância de uma abordagem cuidadosa, que vai além da simples medição do desempenho para apoiar o desenvolvimento pessoal dos alunos e o seu empenhamento na aprendizagem. As ferramentas digitais enriquecem este processo, tornando as avaliações mais acessíveis e diversificadas, permitindo uma aprendizagem mais personalizada e respondendo aos estilos e necessidades individuais. No entanto, estas inovações devem ser utilizadas com cuidado para garantir que os resultados sejam justos e fiáveis.

Face às mudanças sociais e tecnológicas, torna-se essencial que os educadores adoptem práticas de avaliação flexíveis e inovadoras que encorajem uma visão proactiva e integradora da avaliação. Este capítulo convida os professores a considerarem a avaliação não apenas como uma ferramenta de medição, mas como uma alavanca para o crescimento, oferecendo aos alunos oportunidades para florescerem num mundo em constante mudança. Ao adoptarem estas perspectivas, os educadores podem não só melhorar a eficácia das suas avaliações, mas também preparar os alunos para se tornarem aprendentes autónomos e cidadãos empenhados, capazes de enfrentar os desafios do futuro.

Conclusão geral

Este livro oferece uma exploração abrangente da avaliação no contexto educativo contemporâneo, destacando o seu papel essencial como motor da aprendizagem e do sucesso dos alunos. Ao longo dos seus vários capítulos, abordámos as múltiplas dimensões da avaliação, desde as definições e objectivos até às ferramentas digitais e práticas inclusivas, passando pelas técnicas de feedback e pela importância da motivação. Cada secção procurou sublinhar não só a necessidade de uma avaliação rigorosa e objetiva, mas também a importância de uma abordagem centrada no ser humano e no aluno.

Uma das principais conclusões deste livro é que a avaliação não deve ser vista apenas como um instrumento de medição, mas sim como um processo dinâmico e interativo que promove a aprendizagem ativa. Ao integrar práticas como a avaliação formativa, a avaliação pelos pares e a autoavaliação, vimos como os alunos podem tornar-se participantes activos na sua própria aprendizagem, desenvolvendo uma melhor compreensão dos seus pontos fortes e fracos. Isto promove uma cultura de aprendizagem contínua, em que os erros são vistos como uma oportunidade de melhoria e não como um fracasso.

Além disso, a importância da inclusão e da equidade nas práticas de avaliação foi destacada como um imperativo moral e educativo. Num ambiente escolar cada vez mais diversificado, é fundamental que os instrumentos de avaliação sejam adaptados para responder às diferentes necessidades dos alunos, garantindo que todos tenham as mesmas oportunidades de sucesso. Ao promover práticas que valorizam a diversidade e têm em conta as especificidades dos alunos, estamos a contribuir para criar ambientes de aprendizagem mais justos e acessíveis.

O livro também destacou o papel das novas tecnologias na evolução da avaliação. A utilização de ferramentas digitais oferece oportunidades sem precedentes para diversificar os métodos de avaliação, tornar o processo mais cativante e fornecer dados valiosos para orientar as decisões educativas. No entanto, é essencial abordar estas inovações com discernimento, assegurando que servem para enriquecer a experiência educativa e não para a substituir. Analisámos também as tendências actuais e as perspectivas futuras da avaliação, salientando a importância de nos mantermos adaptáveis face às rápidas mudanças no mundo da educação. Os professores, os formadores e os decisores devem refletir continuamente sobre as suas práticas de avaliação para garantir que estas permanecem relevantes e eficazes num contexto em constante mudança. As recomendações feitas ao longo deste livro destinam-se a encorajar a reflexão crítica e a inspirar acções concretas para melhorar as práticas de avaliação.

De um modo geral, este livro pretende ser um recurso valioso para todos os intervenientes no sector da educação. Ao promover uma abordagem ponderada, inclusiva e centrada no aluno, podemos transformar a avaliação numa poderosa alavanca para a aprendizagem e o sucesso dos alunos. Quer seja na sala de aula, num ambiente digital ou através de práticas colaborativas, todos os intervenientes na educação têm um papel a desempenhar na criação de um sistema de avaliação que valorize o potencial de cada aluno e prepare as gerações futuras para enfrentar os desafios de um mundo em constante mudança.

Referências

[1] Laila Laila, Alawiyah Nabila, and Eka Widyanti, "Konsep Dasar Evaluasi Pembelajaran," *jmpai*, vol. 2, no. 5, pp. 252-262, Jul. 2024, doi: 10.61132/jmpai.v2i5.536.

[2] R. Meylani, "A Comparative Analysis of Traditional and Modern Approaches to Assessment and Evaluation in Education," *Batı Anadolu Eğitim Bilimleri Dergisi*, vol. 15, n.º 1, pp. 520-555, Abr. 2024, doi: 10.51460/baebd.1386737.

[3] M. Zhou, "Significance of Assessment in Learning: The Role of Educational Assessment Tools," *Sci Insights Educ Front*, vol. 18, no. 2, pp. 2881-2883, Out. 2023, doi: 10.15354/sief.23.co215.

[4] I. Magdalena, M. G. Andreani, S. Nurhasanah, e Z. M. Ushaybiah, "DAMPAK PENILAIAN UNTUK PEMBELAJARAN TERHADAP MOTIVASI DAN KETERLIBATAN SISWA," *JRPP*, vol. 2, no. 1, pp. 104-111, Jun. 2023, doi: 10.55047/jrpp.v2i1.450.

[5] H. H. Sievertsen, "Assessments in Education," in *Oxford Research Encyclopedia of Economics and Finance*, Oxford University Press, 2023. doi: 10.1093/acrefore/9780190625979.013.846.

[6] A. G. B. Md Din, M. A. R. Bin Zabidin, A. R. Moawad Ali Tahawi, O. B. Md Din, and F. Aawi, "Educational Assessment: Its Types and Outcomes: A Bibliometric Analytical Study," *IJARBSS*, vol. 13, no. 11, p. Pages 1599-1618, Nov. 2023, doi: 10.6007/IJARBSS/v13-i11/19516.

[7] A. Y. M. Oñate, J. S. C. Molina, L. C. N. Borja, D. J. D. Ojeda, and J. J. D. Carpio, "Theoretical Conceptions about Formative Assessment as a Teaching Tool to Transform Educational Quality," *Intl. J. Rel.* vol. 5, no. 11, pp. 3534-3542, Jul. 2024, doi: 10.61707/ddn9fc82.

[8] S. S. F. J. Jannah e Eka Widyanti, "Assessment of Knowledge Competency Achievement", *JSRET*, vol. 3, no. 2, pp. 881-889, Jun. 2024, doi: 10.58526/jsret.v3i2.429.

[9] E. Gološ, "Instrumentos de medição e qualidade dos resultados dos alunos", *PS*, vol. 12, no. 13, pp. 111-121, Set. 2023, doi: 10.52580/issn.2232-8556.2023.12.13.111.

[10] P. Black and D. Wiliam, "Inside the Black Box: Raising Standards through Classroom Assessment," *Phi Delta Kappan*, vol. 92, no. 1, pp. 81-90, Sep. 2010, doi: 10.1177/003172171009200119.

[11] M. Heritage, "Formative Assessment: What Do Teachers Need to Know and Do?" *Phi Delta Kappan*, vol. 89, n.º 2, pp. 140-145, Out. 2007, doi: 10.1177/003172170708900210.

[12] J. Hattie e H. Timperley, "The Power of Feedback," *Review of Educational Research*, vol. 77, no. 1, pp. 81-112, Mar. 2007, doi: 10.3102/003465430298487.

[13] M. Newmann Valgueiro, I. Semeão Prazeres, and D. De Oliveira Quaresma, "CONTRIBUIÇÕES DA AVALIAÇÃO INSTITUCIONAL PARA O PLANEAMENTO E GESTÃO DE OUTROS CONHECIMENTOS", *GEI*, vol. 5, n.º 01, pp. 107-129, Jan. 2024, doi: 10.51249/gei.v5i01.1849.

[14] *Making Sense of Data-Driven Decision Making in Education: Evidence from Recent RAND Research*. RAND Corporation, 2006. doi: 10.7249/OP170.

[15] Copper Frances Giloth e J. Tanant, "User Experiences in Three Approaches to a Visit to a 3D Labyrinthe of Versailles," 2015, *Inédito*. doi: 10.13140/RG.2.1.4739.4406.

[16] B. J. Zimmerman, "Becoming a Self-Regulated Learner: An Overview", *Theory Into Practice*, vol. 41, n.º 2, pp. 64-70 , maio de 2002, doador 10 1207/s15430421tip4102_2. 41, no. 2, pp. 64-70, maio de 2002, doi: 10.1207/s15430421tip4102_2.

[17] H. Andrade and Y. Du, "Student responses to criteria-referenced self-assessment," *Assessment & Evaluation in Higher Education*, vol. 32, no. 2, pp. 159-181, Abr. 2007, doi: 10.1080/02602930600801928.

[18] E. Panadero e J. Alonso-Tapia, "¿Cómo autorregulan nuestros alumnos? Modelo de Zimmerman sobre estrategias de aprendizaje," *analesps*, vol. 30, no. 2, pp. 450-462, maio de 2014, doi: 10.6018/analesps.30.2.167221.

[19] D. H. Schunk e J. A. Greene, Eds, *Handbook of Self-Regulation of Learning and Performance*, 2nd ed. Routledge, 2017. doi: 10.4324/9781315697048.

[20] F. Gratani, L. M. Capolla, L. Giannandrea, e P. G. Rossi, "Repensar as práticas de avaliação nas escolas. A research-training pathway to foster assessment as learning," *EDUCATION SCIENCES AND SOCIETY*, no. 1, pp. 81-99, Jul. 2023, doi: 10.3280/ess1-2023oa16050.

[21] R. Tammaro e D. Gragnaniello, "Sustainable Assessment as a device to prepare learners for the future," *Form@re*, vol. 24, no. 1, pp. 271-279, Mar. 2024, doi: 10.36253/form-15624.

[22] E. C. Wylie, "Assessment Research and Practices to Advance Human Learning," in *International Handbook on Education Development in Asia-Pacific*, W. O. Lee, P. Brown, A. L. Goodwin, and A. Green, Eds, Singapura: Springer Nature Singapore, 2023, pp. 1-20. doi: 10.1007/978-981-16-2327-1_117-1.

[23] N. J. Rao e S. Banerjee, "Classroom Assessment in Higher Education," *Higher Education for the Future*, vol. 10, no. 1, pp. 11-30, Jan. 2023, doi: 10.1177/23476311221143231.

[24] W. A. Tarihoran e D. K. Nasution, "A Probe into the Impact of Teachers Assessment on Students Engagement in EFL Learning: Views From EFL School Teachers," *jetl*, vol. 6, n.º 2, pp. 23-38, Jun. 2024, doi: 10.51178/jetl.v6i2.1841.

[25] F. Arifin, "The Relationship between Diagnostic Assessment and Student Motivation Aspects in the Merdeka curriculum", *armada*, vol. 2, no. 1, pp. 12-20, Mar. 2024, doi: 10.59613/armada.v2i1.2856.

[26] Badrun Kholid, Arif Rahman e Lalu Ari Irawan, "Implementing Diagnostic Assessment in Designing Differentiated Learning for English Language Learning at the Junior High Schools", *JOLLS. Lang. Liter. Studies*, vol. 4, no. 2, pp. 445-458, Jun. 2024, doi: 10.36312/jolls.v4i2.1934.

[27] S. Kumar, "Impact of Assessment on Childhood Education Theories and Practice:", in *Advances in Early Childhood and K-12 Education*, M. Badea and M. Suditu, Eds, IGI Global, 2024, pp. 84-101. doi: 10.4018/979-8-3693-0956-8.ch004.

[28] G. S. Maxwell, "Assessment and accountability global trends and future diretions in 21st century competencies," in *International*

Encyclopedia of Education(Fourth Edition), Elsevier, 2023, pp. 313-323. doi: 10.1016/B978-0-12-818630-5.09069-2.

[29] Nurmaliati, Atika Ulya Akmali, e Azmi Asra, "Using Assessment As Learning With Active Feedback: Effect On Student Achievement," *IJEET*, vol. 2, no. 2, pp. 246-256, Abr. 2024, doi: 10.61991/ijeet.v2i2.46.

[30] C. A. Dwyer, Ed, *The Future of Assessment: Shaping Teaching and Learning*, 1ª ed. Routledge, 2017. doi: 10.4324/9781315086545.

[31] Sociedade Coreana para a Educação de Convergência Holística, W. S. Choi, e H. Kil, "An Analysis on the Need of Teacher-Parent for Student Evaluation Information," *Korean Soc Holist Converg Edu*, vol. 27, no. 3, pp. 1-19, Set. 2023, doi: 10.35184/kshce.2023.27.3.1.

[32] I. Morawska, "Ocenianie w szkole jako komunikacja interakcyjna," *en*, no. 4, p. 195, Dec. 2019, doi: 10.17951/en.2019.4.195-211.

[33] T. V. Zykova, A. A. Kytmanov, E. A. Khalturin, Yu. V. Vaynshteyn, e M. V. Noskov, "The algorithm for analysis and evaluation of educational programs curricula," *Informatika i obrazovanie*, vol. 39, no. 1, pp. 52-64, Abr. 2024, doi: 10.32517/0234-0453-2024-39-1-52-64.

[34] L. Sembiring e S. S. Sembiring, "Aplicação prática de teorias de avaliação para professores de inglês através de tecnologias digitais", *Eternal*, vol. 15, n.º 2, pp. 378-387, agosto de 2024, doi: 10.26877/eternal.v15i2.830.

[35] M. Maqsood *et al*, "Assessment and Evaluation in Education 5.0:", in *Advances in Educational Technologies and Instructional Design*, A. Sorayyaei Azar, A. Albattat, M. Valeri, and V. Hassan, Eds, IGI Global, 2024, pp. 235-248. doi: 10.4018/979-8-3693-3041-8.ch013.

[36] P. Astuti, Y. N. Khairiyah, and W. A. Najwa, "EFEKTIVITAS ASSESMENT DIAGNOSTIK TERHADAP HASIL BELAJAR PESERTA DIDIK KELAS 2 SDI BAHRUL ULUM," *jpk*, vol. 5, no. 2, pp. 42-55, Jul. 2024, doi: 10.62426/jpk.v5i2.40.

[37] D. H. Alfageh, C. S. York, A. Hodge-Zickerman, e Y. Xie, "Utilização pelos professores do ensino básico da avaliação diagnóstica adaptativa para melhorar o ensino e a aprendizagem da

matemática: um estudo de caso," *INT ELECT J MATH ED*, vol. 19, no. 1, p. em0768, Feb. 2024, doi: 10.29333/iejme/14190.

[38] R. Theis, R. Junita, Kamid, e D. Iriani, "Testes de diagnóstico baseados em testes de três níveis em materiais fixos para alunos com ideias erradas," *j. pendidik. indonesia.* vol. 11, no. 4, Dec. 2022, doi: 10.23887/jpiundiksha.v11i4.50452.

[39] D. Nkomo e B. Dube, "Didactic Approaches to Inclusive Education Settings:", in *Advances in Educational Technologies and Instructional Design*, M. O. Maguvhe e M. M. Masuku, Eds, IGI Global, 2022, pp. 180-194. doi: 10.4018/978-1-6684-4436-8.ch014.

[40] T. Kärner, J. Warwas, e S. Schumann, "A Learning Analytics Approach to Address Heterogeneity in the Classroom: The Teachers' Diagnostic Support System," *Tech Know Learn*, vol. 26, no. 1, pp. 31-52, Mar. 2021, doi: 10.1007/s10758-020-09448-4.

[41] J. Thangaraj, "Formative Assessment as a Learning Method for Introductory Programming", em *Actas da Conferência de 2022 sobre Investigação em Educação Informática no Reino Unido e Irlanda*, Dublin Irlanda: ACM, setembro de 2022, pp. 1-2. doi: 10.1145/3555009.3555033.

[42] T. D. Wolsey e I. M. Karkouti, "Formative Assessment and Feedback for Language Learners," in *The TESOL Encyclopedia of English Language Teaching*, 1st ed, J. I. Liontas, T. International Association, and M. DelliCarpini, Eds, Wiley, 2024, pp. 1-9. doi: 10.1002/9781118784235.eelt1061.

[43] J. Qadir *et al*, "Leveraging the Force of Formative Assessment and Feedback for Effective Engineering Education," in *2020 ASEE Virtual Annual Conference Content Access Proceedings*, Virtual On line: ASEE Conferences, Jun. 2020, p. 34923. doi: 10.18260/1-2--34923.

[44] F. F. B. Pals, J. L. J. Tolboom, and C. J. M. Suhre, "Development of a formative assessment instrument to determine students' need for corrective actions in physics: Identifying students' functional level of understanding," *Thinking Skills and Creativity*, vol. 50, p. 101387, Dec. 2023, doi: 10.1016/j.tsc.2023.101387.

[45] B. Wisniewski e K. Zierer, "Funções e condições de sucesso do feedback do aluno no desenvolvimento do ensino e dos

professores", *em Student Feedback on Teaching in Schools*, W. Rollett, H. Bijlsma e S. Röhl, Eds. Röhl, Eds, Cham: Springer International Publishing, 2021, pp. 125-138. doi: 10.1007/978-3-030-75150-0_8.

[46] M. C. LoPresto, "Collaborative Learning and Formative Assessment in Astronomy," in *Active Learning in College Science*, J. J. Mintzes and E. M. Walter, Eds, Cham: Springer International Publishing, 2020, pp. 791-801. doi: 10.1007/978-3-030-33600-4_49.

[47] Q. M. J. Guillermo, S. Alberto Daniel, I. R. Ricardo Pedro, B. T. Juan Rolando, L. V. Rene Rafael, e M. C. J. Antonio, "Ferramentas Tecnológicas na Avaliação da Aprendizagem Significativa do Aluno," *Intl. J. Rel.* vol. 5, no. 10, pp. 4732-4743, Jul. 2024, doi: 10.61707/cse01s14.

[48] E. Fani Prastikawati e . W., "Technology-based Formative Assessments Implemented by Secondary School English Teachers During Remote Learning," *KSS*, Sep. 2022, doi: 10.18502/kss.v7i14.11967.

[49] G. J. Cizek e S. N. Lim, "Formative assessment: an overview of history, theory and application," in *International Encyclopedia of Education(Fourth Edition)*, Elsevier, 2023, pp. 1-9. doi: 10.1016/B978-0-12-818630-5.09002-3.

[50] Y. Yang, "Formative Assessment: A Significant Facilitator of Student Learning", *Sci Insights Educ Front*, vol. 20, no. 2, pp. 3219-3221, Fev. 2024, doi: 10.15354/sief.24.co267.

[51] E. A. Tiana e N. Maruf, "Aligning Assessment and Curriculum: A Study of Summative Tests in Educational Settings," *JET ADI BUANA*, vol. 9, n.º 01, pp. 29-36, Abr. 2024, doi: 10.36456/jet.v9.n01.2024.8884.

[52] I. De Florio, *From Assessment to Feedback: Applications in the Second/Foreign Language Classroom*, 1st ed. Cambridge University Press, 2023. doi: 10.1017/9781009218948.

[53] M. Leenknecht, L. Wijnia, M. Köhlen, L. Fryer, R. Rikers, e S. Loyens, "Formative assessment as practice: the role of students' motivation," *Assessment & Evaluation in Higher Education*, vol. 46,

n.º 2, pp. 236-255, Fev. 2021, doi: 10.1080/02602938.2020.1765228.

[54] B. Bloemen, W. Oortwijn, e G. J. Van Der Wilt, "Understanding the Normativity of Health Technology Assessment: Ontological, Moral, and Epistemological Commitments," *Health Care Anal*, Jun. 2024, doi: 10.1007/s10728-024-00487-x.

[55] M. N. Gaertner, "Norm-Referenced Assessment," in *Norm-Referenced Assessment*, Routledge, 2022. doi: 10.4324/9781138609877-REE13-1.

[56] E. Diaz-Bilello, "Criterion-Referenced Assessments," in *Criterion-Referenced Assessments*, Routledge, 2022. doi: 10.4324/9781138609877-REE10-1.

[57] P. Pui, B. Yuen, and H. Goh, "Usando uma rubrica referenciada por critérios para melhorar a aprendizagem dos alunos: um estudo de caso em um módulo de pensamento crítico e escrita", *Pesquisa e Desenvolvimento do Ensino Superior*, vol. 40, no. 5, pp. 1056-1069, Jul. 2021, doi: 10.1080/07294360.2020.1795811.

[58] D. H. Murphy, J. L. Little, e E. L. Bjork, "The Value of Using Tests in Education as Tools for Learning-Not Just for Assessment," *Educ Psychol Rev*, vol. 35, no. 3, p. 89, Sep. 2023 , dop. 10 1007/s10648-023-09808-3. 35, no. 3, p. 89, Sep. 2023, doi: 10.1007/s10648-023-09808-3.

[59] Muhamad Ario Setiawan e Zaitun Qamariah, "A Practical Guide in Designing Curriculum for Diverse Learners," *PUSTAKA*, vol. 3, no. 3, pp. 260-275, Jul. 2023, doi: 10.56910/pustaka.v3i3.741.

[60] S. V. Rogatykh, "Practical works as a means of developing concepts of substances properties at an advanced level of studying chemistry in school," *Science and School*, no. 4, pp. 205-211, Aug. 2023, doi: 10.31862/1819-463X-2023-4-205-211.

[61]М. Москаленко е Л. Міронець, "Практичні роботи як засіб реалізації діяльнісного підходу під час навчання біології в старшій школі на профільному рівні," *naturalscience-vspu*, no. 6, pp. 9-16, Abr. 2024, doi: 10.31652/2786-5754-2024-6-9-16.

[62] N. M. Webb e E. Burnheimer, "Cooperative and collaborative learning," in *International Encyclopedia of Education(Fourth*

Edition), Elsevier, 2023, pp. 593-599. doi: 10.1016/B978-0-12-818630-5.14070-9.

[63] X. Shi, "Research on Project-based Learning in Practical English Education," *ER*, vol. 8, no. 3, pp. 433-437, Abr. 2024, doi: 10.26855/er.2024.03.017.

[64] S. A. Marley, A. Siani, and S. Sims, "Real-life research projects improve student engagement and provide reliable data for academics," *Ecology and Evolution*, vol. 12, no. 12, p. e9593, Dec. 2022, doi: 10.1002/ece3.9593.

[65] L. Pacursa, E. Alip, T. P. T. Do, and C. T. Trinh, "The art of classroom observation: The Case of Quirino State University and Can Tho University," *CTU J. of Inn. & Sus. Dev.* vol. 16, no. 2, pp. 105-115, Jul. 2024, doi: 10.22144/ctujoisd.2024.296.

[66] F. Tarusha e J. Bushi, "The Role of Classroom Observation, Its Impact on Improving Teacher's Teaching Practices," *ejtas*, vol. 2, no. 2, pp. 718-723, Mar. 2024, doi: 10.59324/ejtas.2024.2(2).63.

[67] P. Goble e R. C. Pianta, "Observation as a Lever for Teacher Improvement," in *Observation as a Lever for Teacher Improvement*, Routledge, 2022. doi: 10.4324/9781138609877-REE118-1.

[68] M. Lavadenz e E. G. Armas, *The Observation Protocol for Academic Literacies*. Multilingual Matters, 2024. doi: 10.21832/LAVADE9018.

[69] G. Asper, C. Faria, P. Serra, and C. Galvão, "Peer feedback and learning: a case study with 8th-grade Portuguese students," *Education 3-13*, pp. 1-18, Jul. 2024, doi: 10.1080/03004279.2024.2364610.

[70] Y. D. K. Sinaga, E. Arliani, J. C. Ngala, e N. L. I. T. Agustina, "Accuracy of Self-Assessment and Peer Assessment in Learning: A Systematic Literature Review," *j. paedagog. penelit. pengemb. pendidik.*, vol. 11, no. 2, p. 312, Abr. 2024, doi: 10.33394/jp.v11i2.9417.

[71] S. Wools, "All about validity: an evaluation system for the quality of educational assessment", Universidade de Twente, 2015. doi: 10.3990/1.9789462597099.

[72] M. Liu e H. Yun, "Learning Goal Formulation Strategies in the Teaching-learning-assessment Alignment," *JEER*, vol. 9, no. 1, pp. 224-226, Jun. 2024, doi: 10.54097/eyr5s444.

[73] R. M. Teasdale, R. T. Pitts, E. F. Gates, and C. Shim, "Teaching specification of evaluative criteria: A guide for evaluation education," *New Drctns Evaluation*, vol. 2023, no. 177, pp. 31-37, Mar. 2023, doi: 10.1002/ev.20546.

[74] L. Nurlina e B. S. Wardianto, "Level of Validity towards the Development of Short Story Writing Teaching Materials for Class XI SMK in Banyumas Regency," in *Proceedings of the 1st International Conference of Humanities and Social Science, ICHSS 2021, 8 December 2021, Surakarta, Central Java, Indonesia*, Surakarta, Indonesia: EAI, 2022. doi: 10.4108/eai.8-12-2021.2322594.

[75] J. R. Korndorffer, "Principles of Validity," in *Comprehensive Healthcare Simulation: Surgery and Surgical Subspecialties*, D. Stefanidis, J. R. Korndorffer, and R. Sweet, Eds. em Comprehensive Healthcare Simulation. Cham: Springer International Publishing, 2019, pp. 37-39. doi: 10.1007/978-3-3-319-98276-2_4.

[76] K. Gupta, "Validity and Reliability of Students' Assessment: Case for Recognition as a Unified Concept of Valid Reliability," *International Journal of Applied & Basic Medical Research*, vol. 13, no. 3, pp. 129-132, Jul. 2023. 13, no. 3, pp. 129-132, Jul. 2023, doi: 10.4103/ijabmr.ijabmr_382_23.

[77] A. M. Haghighi, A. A. Kumar, e D. P. Mishev, "Reliability," in *Higher Mathematics for Science and Engineering*, Singapura: Springer Nature Singapore, 2024, pp. 545-583. doi: 10.1007/978-981-99-5431-5_9.

[78] D. Guzman-Orth, J. Steinberg, and T. Albee, "English learners who are blind or visually impaired: A participatory design approach to enhancing fairness and validity for language testing accommodations," *Language Testing*, vol. 40, no. 4, pp. 933-959, Oct. 2023, doi: 10.1177/02655322231159143.

[79] J. Tai, "Moving beyond reasonable adjustments: supporting employability through inclusive assessment design", *JTLGE*, vol. 14, no. 2, pp. 70-86, Out. 2023, doi: 10.21153/jtlge2023vol14no2art1785.

[80] E. K. Vraga e S. Edgerly, "Relevance as a Mechanism in Evaluating News-Ness among American Teens and Adults", *Digital Journalism*, pp. 1-21, Sep. 2023, doi: 10.1080/21670811.2023.2250829.

[81] M. Mangla, V. Mehta, C. R. Pattnaik, e S. N. Mohanty, "Students' feedback- An effective tool towards enhancing the Teaching Learning Process", *ICST Transactions on Scalable Information Systems*, Jul. 2023, doi: 10.4108/eetsis.3347.

[82] F. A. P. Volpe, S. M. Quintana, M. D. C. Borges, e L. E. D. A. Troncon, "Avaliação do Estudante na Educação remota (ER) e à Distância (EAD): como desenvolver de modo efetivo, enfatizando a devolutiva," *Medicina (Ribeirão Preto)*, vol. 54, no. Supl 1, ago. 2021, doi: 10.11606/issn.2176-7262.rmrp.2021.184773.

[83] K. Chatzistavrou, G. Kakarontzas, and L. Angelis, "Fuzzy Grading for Adaptability in a Learning Platform," in *Proceedings of the 20th Pan-Hellenic Conference on Informatics*, Patras Greece: ACM, Nov. 2016, pp. 1-4. doi: 10.1145/3003733.3003766.

[84] S. Elkington, "Shifts in Pedagogy and Flexible Assessment: Integrating Digital Technology with Good Teaching and Learning Practice," in *The Emerald Handbook of Higher Education in a Post-Covid World: New Approaches and Technologies for Teaching and Learning*, B. A. Brown and A. Irons, Eds, Emerald Publishing Limited, 2022, pp. 153-171. doi: 10.1108/978-1-80382-193-120221007.

[85] M. Polikoff, "Alignment," in *Alignment*, Routledge, 2022. doi: 10.4324/9781138609877-REE4-1.

[86] N. Bhaw e J. Kriek, "Using the Intended Curriculum's Prescribed Assessment Criteria to Measure Curriculum Assessment Alignment," Jun. 26, 2024. doi: 10.25159/UnisaRxiv/000086.v1.

[87] J. Norcini, "On Purpose: The Case for Alignment in Assessment," *Academic Medicine*, vol. 98, no. 11, pp. 1240-1242, Nov. 2023, doi: 10.1097/ACM.0000000000005430.

[88] M. Wilson, "Measuring progressions: Assessment structures underlying a learning progression", *J Res Sci Teach*, vol. 46, n.º 6, pp. 716-730 , agosto de 2009 , do 10. 46, no. 6, pp. 716-730, Aug. 2009, doi: 10.1002/tea.20318.

[89] V. Thurner, A. Bottcher, e K. Schlierkamp, "Aligning learning objectives and exams: Moving upwards on the expertise level stack," in *2016 IEEE Global Engineering Education Conference (EDUCON)*, Abu Dhabi, Emirados Árabes Unidos: IEEE, Abr. 2016, pp. 455-462. doi: 10.1109/EDUCON.2016.7474593.

[90] R. M. Teasdale, "How Do You Define Success? Critérios de avaliação para a educação informal STEM", *Estudos de Visitantes*, vol. 25, no. 2, pp. 163-184 , Jul. 25, no. 2, pp. 163-184, Jul. 2022, doi: 10.1080/10645578.2022.2056397.

[91] N. Adamyan, "Scales for Assessing the Final Results of Various Forms of Student Learning," *Scientific Proceedings of Vanadzor State University: "Natural and Exact Sciences*, pp. 102-115, Jul. 2024, doi: 10.58726/27382923-ne2024.1-102.

[92] E. O. Bălănescu, "The Role of Learning Targets in Raising Student Achievement", *AUCSFLSA*, vol. 2024, no. 1, pp. 35-42, Jul. 2024, doi: 10.52744/AUCSFLSA.2024.01.05.

[93] D. K. Reed, "Clearly Communicating the Learning Objective Matters! A comunicação clara dos objectivos da aula apoia a aprendizagem dos alunos e o comportamento positivo", *Middle School Journal*, vol. 43, no. 5, pp. 16-24, maio de 2012, doi: 10.1080/00940771.2012.11461825.

[94] N. Adamyan, "SAMPLE SCALE FOR ASSESSMENT OF THE FINAL RESULTS OF THE STUDENT'S PRACTICAL WORK", *SUSh Scientific Proceedings*, pp. 136-146, Dez. 2023, doi: 10.54151/27382559-23.2pb-136.

[95] L. Badenes-Ribera, N. C. Silver, and E. Pedroli, "Editorial: Scale Development and Score Validation," *Front. Psychol*, vol. 11, p. 799, Abr. 2020, doi: 10.3389/fpsyg.2020.00799.

[96] Centro de Liderança Ética, Karachi School of Business & Leadership (KSBL), Karachi. Paquistão. e F. Razzaq, "Práticas dominantes e guia para a criação de escalas de inquérito eficazes nas ciências sociais", *pjsr*, vol. 04, n.º 04, pp. 32-37, Dez. 2022, doi: 10.52567/pjsr.v4i04.785.

[97] C. M. Moss, "Learning Targets and Success Criteria," in *Learning Targets and Success Criteria*, Routledge, 2022. doi: 10.4324/9781138609877-REE39-1.

[98] C. S. Hartsough, K. D. Perez, e C. L. Swain, "Development and Scaling of a Preservice Teacher Rating Instrument", *Journal of Teacher Education*, vol. 49, n.º 2, pp. 132-139, Mar. 1998, doe 10 1177 . 49, no. 2, pp. 132-139, Mar. 1998, doi: 10.1177/0022487198049002006.

[99] E. Wasserman e T. Ayeni, "Being Transparent about Assignment Expectations," in *Creating Culturally Affirming and Meaningful Assignments*, 1st ed. New York: Routledge, 2023, pp. 101-113. doi: 10.4324/9781003443797-8.

[100] L. P. Paudel, "Transparency in Course Assessments: A Robust Indicator of a Student-Centered Teaching," in *Advances in Educational Technologies and Instructional Design*, D. Akella, L. Paudel, N. Wickramage, M. Rogers, and A. Gibson, Eds. Gibson, Eds., IGI Global, 2022, pp. 231-252. doi: 10.4018/978-1-7998-9549-7.ch011.

[101] J. Cherniavsky e E. Hamilton, "The Learning Grid," in *Computer Support for Collaborative Learning*, 1st ed. New York: Routledge, 2023, pp. 733-734. doi: 10.4324/9781315045467-196.

[102] Universidade Agrária Estatal de Kuban com o nome de I.T. Trubilin *et al*, "Multi-criteria system for evaluating students," *Alma mater (Moskva)*, n.º 4, pp. 54-58, Abr. 2023, doi: 10.20339/AM.04-23.054.

[103] F. Ndaji e P. Tymms, "The P scales: how well are they working?" *British J Special Edu*, vol. 37, no. 4, pp. 198-208, Dez. 2010, doi: 10.1111/j.1467-8578.2010.00481.x.

[104] H. Oliveira e J. Bonito, "Trabalho prático no ensino das ciências: uma revisão sistemática da literatura", *Front. Educ*, vol. 8, p. 1151641, maio de 2023, doi: 10.3389/feduc.2023.1151641.

[105] Zaker Ul Oman, Sumeet Pandey e Ashitosh Gaddam, "A study on impact of concetual and practical based learning on employability", *World J. Adv. Res. Rev*. 16, no. 2, pp. 486-492, Nov. 2022, doi: 10.30574/wjarr.2022.16.2.1204.

[106] G. O. Martin-Kniep, "Performance Assessment," in *Performance Assessment*, Routledge, 2022. doi: 10.4324/9781138609877-REE151-1.

[107] B. T. Drumm, R. Bree, C. S. Griffin, e N. O'Leary, "Diversifying laboratory assessment modes broadens engagement with practical competencies in life science students," *Advances in Physiology Education*, vol. 48, no. 3, pp. 527-546, Sep. 2024, doi: 10.1152/advan.00257.2023.

[108] "Role of Simulation-Based Learning in Skill Development of Students: An Empirical Study in Context of ICT-Driven Education World", *Journal of Informatics Education and Research*, 2024, doi: 10.52783/jier.v4i2.1117.

[109] D. I. Cajamarca Carrazco, D. P. Hidalgo Cajo, J. A. Jhon Alexander Ponce Alencastro, e N. Típula Quispe, "Evaluation of the use of virtual simulators for training in problem-solving skills in university students," *Salud, Ciencia y Tecnología*, vol. 4, p. 1281, Jan. 2024, doi: 10.56294/saludcyt20241281.

[110] M. K. Wang e D. Brandt Vegas, "Diret Observation and Feedback on the Internal Medicine Clinical Teaching Unit", *Can Journ Gen Int Med*, vol. 17, no. 4, pp. 48-58, Nov. 2022, doi: 10.22374/cjgim.v17i4.635.

[111] M. Das, N. K. Das, I. Mohapatra, and S. Sen, "Effectiveness of demonstration, observation, assistance, and performance sessions in imparting visual assessment skills to phase 3 medical students," *International Journal of Academic Medicine*, vol. 9, no. 4, pp. 192-200, Oct. 2023, doi: 10.4103/ijam.ijam_26_23.

[112] P. Eidesen, A. Bjune, and S. Lang, "'Show me how to use a microscope' - The development and evaluation of certification as direct assessment of practical lab skills", Mar. 06, 2023, *Preprints*. doi: 10.22541/au.167813479.91520887/v1.

[113] Z. Barends, A. Lebethe, e A. H. M. Jacobs, "Portfolios as assessment for learning: A case study of pre-service Foundation Phase teacher education students," *SAJHE*, vol. 37, no. 2, 2023, doi: 10.20853/37-2-5403.

[114] Nurhayani, M. Botifar e D. Wanto, "Avaliação do portefólio no âmbito da aprendizagem do ensino religioso islâmico baseado em competências (PAI)". *JEDA*, vol. 2, no. 1, pp. 21-34, Fev. 2023, doi: 10.55927/jeda.v2i1.1939.

[115] D. Fanelli, "A theory and methodology to quantify knowledge", *R. Soc. open sci.* vol. 6, no. 4, pp. 181055, Abr. 2019, doi: 10.1098/rsos.181055.

[116] M. Paniagua, K. A. Swygert, and S. M. Downing, "Written Tests: Writing High-Quality Constructed-Response and Selected-Response Items," in *Assessment in Health Professions Education*, 2nd ed, R. Yudkowsky, Y. S. Park, and S. M. Downing, Eds., Routledge, 2019, pp. 109-126. doi: 10.4324/9781315166902-7.

[117] V. Villarroel, D. Boud, S. Bloxham, D. Bruna, e C. Bruna, "Using principles of authentic assessment to redesign written examinations and tests," *Innovations in Education and Teaching International*, vol. 57, n.º 1, pp. 38-49, Jan. 2020, doi: 10.1080/14703297.2018.1564882.

[118] R. Əliyev, "21st CENTURY SKILLS IN EDUCATION: OUR YESTERDAY, TODAY", *SW*, vol. 91, n.º 3, pp. 31-36, agosto de 2024, doi: 10.69682/azrt.2024.91(3).31-36.

[119] M. U. Tariq, "Enhancing Students and Learning Achievement as 21st-Century Skills Through Transdisciplinary Approaches:", in *Advances in Higher Education and Professional Development*, R. Kumar, E. T. Ong, S. Anggoro, and T. L. Toh, Eds, IGI Global, 2024, pp. 220-257. doi: 10.4018/979-8-3693-3699-1.ch007.

[120] T. Otarova, M. Assylbekova, B. Batanassova, S. Abdrakhman, e Z. Koshimbetova, "The level of formation of Transversal competence in the context of higher education: The case of Kazakhstan," *las*, no. 56, pp. 1908-1915, Abr. 2024, doi: 10.54919/physics/56.2024.190tr8.

[121] O. Rojas e S. Pech, "CRITICAL THINKING AS A TRANSVERSAL COMPETENCE IN HIGH SCHOOL STUDENTS: ANALYSIS OF THE PSYCHOMETRIC PROPERTIES OF A COMPETENCY MEASUREMENT INSTRUMENT," apresentado na 16.ª Conferência Internacional

anual de Educação, Investigação e Inovação, Sevilha, Espanha, novembro de 2023, pp. 9025-9033. doi: 10.21125/iceri.2023.2300.

[122] D. Naqia, A. As'ari, e A. Suaidi, "Students' Critical Thinking Skills Perform in Debate Activities", *JELTS*, vol. 6, n.º 1, pp. 55-64, Mar. 2023, doi: 10.48181/jelts.v6i1.17491.

[123] D. A. Dewangga, I. Rosadi, N. M. Muna, and L. Indriani, "Investigating Critical Thinking Skills in Debate Class through the Use of the Case Method," *Pedagogy: Jour. of. Eng. Lang. Teach*, vol. 12, no. 1, p. 117, Jun. 2024, doi: 10.32332/joelt.v12i1.9266.

[124] M. M. Modak, P. Gharpure, and S. M, "Adaptive Learning and Correlative Assessment of Differential Usage Patterns for Students with-or-without Learning Disabilities via Learning Analytics", *ACM Trans. Asian Low-Resour. Lang. Inf. Process*, vol. 22, no. 12, pp. 1-25, Dez. 2023, doi: 10.1145/3632365.

[125] R. D. K. Wardhani, "Education and Learning Services for Children with Learning Difficulties The Child With Special Needed", *sssh*, vol. 2, no. 2, pp. 125-131, maio de 2023, doi: 10.51773/sssh.v2i2.242.

[126] "Innovative tools for the direct assessment of social and emotional skills," OECD Education Working Papers 316, Jun. 2024. doi: 10.1787/eed9bb04-en.

[127] C. M. Onumah *et al*, "Strategies for Advancing Equity in Frontline Clinical Assessment," *Academic Medicine*, vol. 98, no. 8S, pp. S57-S63, Aug. 2023, doi: 10.1097/ACM.0000000000005246.

[128] K. R. Moore, T. R. Amidon, e M. Simmons, "Equity and Inclusion as Workplace Practices: A Four-Step Process for Moving to Action," *tech. comm.* vol. 70, no. 3, pp. 7-27, Aug. 2023, doi: 10.55177/tc710097.

[129] Q. Ma, "The Investigation of the Test Accommodations for Students with Disabilities," *LNEP*, vol. 35, no. 1, pp. 289-294, Jan. 2024, doi: 10.54254/2753-7048/35/20232149.

[130] A. S. Hapsara, "Evaluasi Pelaksanaan Akomodasi Kurikulum untuk Peserta Didik dengan Hambatan Penglihatan pada Pelajaran Sosiologi," *ideguru*, vol. 9, no. 1, pp. 46-55, Nov. 2023, doi: 10.51169/ideguru.v9i1.761.

[131] Y. K. Nurlankyzy, B. Adilkhanova, and M. Zhunissova, "Adapting Assessment Tools: Teachers' Perceptions on the Integration of AI Tools in Student Homework Assignments," *INTERNATIONAL ADVANCED RESEARCH JOURNAL IN SCIENCE, ENGINEERING AND TECHNOLOGY*, vol. 11, *no.* 5, Apr. 2024, doi 10.17148/IARJSET.2024.11511. 11, no. 5, Abr. 2024, doi: 10.17148/IARJSET.2024.11511.

[132] A. A. Molina-Moreira, O. J. Velásquez-Orellana, D. J. Zambrano-Murillo, e M. E. Zambrano-Villamil, "Importância do feedback no processo de avaliação dos alunos", *ijss*, vol. 6, n.º 3, pp. 168-172, Jul. 2023, doi: 10.21744/ijss.v6n3.2176.

[133] R. Rajapakse, "The Impact of Feedback on the Progress of Teaching Learning Process and the Overall Student Performance," Jun. 18, 2024, *Open Science Framework*. doi: 10.31219/osf.io/suqz5.

[134] D. Carless, "Feedback for student learning in higher education," in *International Encyclopedia of Education(Fourth Edition)*, Elsevier, 2023, pp. 623-629. doi: 10.1016/B978-0-12-818630-5.14066-7.

[135] Faculdade de Teoria e Prática da Tradução da Universidade Estatal de Tashkent de Língua e Literatura Uzbeque, D. Ermanov, Z. Ergasheva. Ergasheva, e Faculdade de Teoria e Prática da Tradução da Universidade Estatal de Língua e Literatura Uzbeque de Tashkent, "MAKING ASSESSMENT AND CONSTRUCTIVE FEEDBACK," in *Modern approaches and new trends in teaching foreign languages*, Alisher Navo'i Universidade Estatal de Língua e Literatura Uzbeque de Tashkent, maio de 2024, pp. 68-83. doi: 10.52773/tsuull.conf.teach.foreign.lang.2024.8.5/HTPT6600.

[136]. Asnawi e . Wariyati, "The impact of using feedback to increase students' motivation at the University of Muslim Nusantara Al Washliyah Medan," *RSD*, vol. 10, no. 1, p. e38210111784, Jan. 2021, doi: 10.33448/rsd-v10i1.11784.

[137] E. Illarionova, "STUDYING THE INFLUENCE OF FEEDBACK ON MOTIVATION AND PERFORMANCE RESULTS", *Management of the Personnel and Intellectual Resources in Russia*, vol. 13, n.º 2, pp. 10-12, Jun. 2024. 13, no. 2, pp. 10-12, Jun. 2024, doi: 10.12737/2305-7807-2024-13-2-10-12.

[138] C. Li, Z. Yang, e Y. Yang, "The Impact of Peer Feedback on Student Learning Effectiveness: A Meta-analysis Based on 39 Experimental or Quasiexperimental Studies," in *Computer Science and Educational Informatization*, vol. 1899, J. Gan, Y. Pan, J. Zhou, D. Liu, X. Song, and Z. Lu, Eds. in Communications in Computer and Information Science, vol. 1899. Singapura: Springer Nature Singapore, 2024, pp. 42-52. doi: 10.1007/978-981-99-9499-1_4.

[139] H. C. Khoza, "Dialogue with Students as a Valuable Tool in Teacher Inquiry for Professional Development: A narrative of a novice science teacher educator learning about student interaction in biology classrooms," *JoSoTL*, vol. 24, no. 1, Mar. 2024, doi: 10.14434/josotl.v24i1.35486.

[140] R. E. Stup, "Giving and receiving feedback," *AABP Proceedings*, n.º 55, pp. 142-144, Jul. 2023, doi: 10.21423/aabppro20228630.

[141] A. Díaz-Vicario, M. D. M. Duran-Bellonch, and G. Ion, "Contribution of peer-feedback to the development of teamwork skills," *Active Learning in Higher Education*, p. 14697874241238758, Mar. 2024, doi: 10.1177/14697874241238758.

[142] B. Rassameethes, K. Phusavat, Z. Pastuszak, A. N. Hidayanto, and J. Majava, "Constructive feedback and the perceived impacts on learning and development by the learners' genders," *HSM*, vol. 42, no. 5, pp. 487-498, Sep. 2023, doi: 10.3233/HSM-220172.

[143] K. Leka e D. Beshiri, "School leaders' and teachers' perceptions of the feedback and evaluation system in Albania," *61*, vol., n.º 3, pp. 1054-1067, Jul. 2024, doi 10.18488/61.v12i3.3823. 12, no. 3, pp. 1054-1067, Jul. 2024, doi: 10.18488/61.v12i3.3823.

[144] E. A. Dolan, B. L. Fleming, D. P. Keppel e J. M. Covert, "Sanduíche com um lado de motivação: uma investigação dos efeitos do método de sanduíche de feedback na motivação", apresentado na Conferência Internacional de Educação da IAFOR - Havaí 2022, março de 2022, pp. 297-306. doi: 10.22492/issn.2189-1036.2022.28.

[145] R. K. M.R, "Teacher-Student Feedback Dynamics And Their Implications For Effective Teaching", *EATP*, pp. 9671-9677, maio de 2024, doi: 10.53555/kuey.v30i5.4636.

[146] "Preferred Methods of Providing Critique to Students and Teachers in the English Language Classroom", *Inf. Sci. Lett*, vol. 12, no. 9, pp. 2199-2210, Sep. 2023, doi: 10.18576/isl/120925.

[147] K. M. O'Brien, M. M. Cumming, G. D. Binkert, e D. R. Oré, "Providing Positive and Constructive Feedback," in *High Leverage Practices for Inclusive Classrooms*, 2nd ed. New York: Routledge, 2022, pp. 343-356. doi: 10.4324/9781003148609-28.

[148] K. Eriksson, J. Lindvall, O. Helenius, e A. Ryve, "Cultural Variation in the Effectiveness of Feedback on Students' Mistakes", *Front. Psychol*. 10, p. 3053, Jan. 2020, doi: 10.3389/fpsyg.2019.03053.

[149] L. E. Aznar-Mas, L. Atarés Huerta, and J. A. Marin-Garcia, "Effectiveness of the use of open-ended questions in student evaluation of teaching in an engineering degree," *JIEM*, vol. 16, no. 3, p. 521, Out. 2023, doi: 10.3926/jiem.5620.

[150] M. Small, "The Power of Open-Ended Questions," *Mathematics Teacher: Learning and Teaching PK-12*, vol. 117 , no. 7, pp. 528-529, Jul. 2024 , doi 10 .5951/MTLT.2024.0050. 117, no. 7, pp. 528-529, Jul. 2024, doi: 10.5951/MTLT.2024.0050.

[151] X. Lu, W. Wang, B. A. Motz, W. Ye, e N. T. Heffernan, "Immediate text-based feedback timing on foreign language online assignments: How immediate should immediate feedback be?", *Computers and Education Open*, vol. 5, p. 100148, Dec. 2023, doi: 10.1016/j.caeo.2023.100148.

[152] L.-C. Durán-Terrádez e T. Baviera, "Speaking without Hurting: Assertiveness and Psychological Safety in Receiving Criticism", *Revista Empresa y Humanismo*, pp. 9-32, Jun. 2023, doi: 10.15581/015.XXVI.2.9-32.

[153] J. Hu e Y. Zhang, "Growth mindset mediates perceptions of teachers' and parents' process feedback in digital reading performance: Evidence from 32 OECD countries," *Learning and Instruction*, vol. 90, p. 101874, Abr. 2024, doi: 10.1016/j.learninstruc.2024.101874.

[154] T. Zhang, "Study of Parent-Teacher Interactions of Improving Student Achievement", *BCPSSH*, vol. 17, pp. 177-183, maio de 2022, doi: 10.54691/bcpssh.v17i.641.

[155] Y. Lu and E. Sarmiento, "Research on the Comprehensive Quality Improvement of College Students through School-family Collaborative Education," *JEER*, vol. 9, no. 1, pp. 292-295, Jun. 2024, doi: 10.54097/sr57k232.

[156] S. A. Nagro, "PROSE Checklist: Strategies for Improving School-to-Home Written Communication", *TEACHING Exceptional Children*, vol. 47, no. 5, pp. 256-263, May 2015, doi: 10.1177/0040059915580031.

[157] E. Perego, *Accessible Communication: A Cross-country Journey*. Frank & Timme, 2020. doi: 10.26530/20.500.12657/50590.

[158] M. N. Velasco *et al*, "Enhancing Parent-Teacher Collaboration in Early Childhood Education through a Web-Based App," in *2024 7th International Conference on Informatics and Computational Sciences (ICICoS)*, Semarang, Indonesia: IEEE, Jul. 2024, pp. 131-136. doi: 10.1109/ICICICoS62600.2024.10636878.

[159] E. Munthe e E. Westergård, "Parents', teachers', and students' roles in parent-teacher conferences; a systematic review and meta-synthesis," *Teaching and Teacher Education*, vol. 136, p. 104355, Dec. 2023, doi: 10.1016/j.tate.2023.104355.

[160] L. Aust, B. Schütze, J. Hochweber, e E. Souvignier, "Effects of formative assessment on intrinsic motivation in primary school mathematics instruction," *Eur J Psychol Educ*, vol. 39, no. 3, pp. 2177-2200, Sep. 2024 , dop. 10.1007/s10212-023-00768-4. 39, no. 3, pp. 2177-2200, Sep. 2024, doi: 10.1007/s10212-023-00768-4.

[161] R. A. Kusurkar *et al*, "The Effect of Assessments on Student Motivation for Learning and Its Outcomes in Health Professions Education: A Review and Realist Synthesis," *Academic Medicine*, vol. 98, no. 9, pp. 1083-1092, Sep. 2023, doi: 10.1097/ACM.0000000000005263.

[162] A. Nazish e M. A. Kang, "Exploring the Positive Teacher-Student Relationship on Students' Motivation and Academic Performance in Secondary Schools in Karachi", *AESSR*, vol. 4, no. 2, pp. 149-159, maio de 2024, doi: 10.48112/aessr.v4i2.710.

[163] A. Afrilia, "O IMPACTO DA RELAÇÃO PROFESSOR-ALUNOS NA MOTIVAÇÃO DOS ESTUDANTES DE INGLÊS (UM ESTUDO SOBRE OS ESTUDANTES DO PRIMEIRO ANO DO DEPARTAMENTO DE INGLÊS)," *JP*, no. Volume 09 No. 2 Juni 2024, Jun. 2024, doi: 10.23969/jp.v9i2.13651.

[164] D. Tila e D. Levy, "Increasing Students' Growth Mindset and Learning Perception by Allowing Online Revision and Resubmission in a Community College", *SER*, pp. 23-38, Dez. 2023, doi: 10.37256/ser.5120243499.

[165] J. Zhang, Y. Liu, e C. M. Cheong, "The effect of growth mindset on motivation and strategy use in Hong Kong students' integrated writing performance," *Eur J Psychol Educ*, vol. 39, no. 3, pp. 2915-2934, Sep. 2024, doi: 10.1007/s10212-024-00859-w.

[166] G. B. Amangeldina e D. L. Dudovich, "O impacto da avaliação pedagógica no aumento da motivação para aprender e na qualidade da educação", *FLER*, vol. 3, no. 1, pp. 11-23, Set. 2022, doi: 10.35213/2686-7516-2022-3-1-11-23.

[167] P. A. Schutz, "Where Will Michelle Go to College? Culture and Context in the Study of Motivation," in *Motivation Science*, 1st ed, M. Bong, J. Reeve, and S. Kim, Eds, Oxford University PressNew York, 2023, pp. 83-87. doi: 10.1093/oso/9780197662359.003.0014.

[168] K. R. Wentzel, "Improving Social Contexts Can Enhance Student Motivation," in *Motivation Science*, 1st ed, M. Bong, J. Reeve, and S. Kim, Eds, Oxford University PressNew York, 2023, pp. 350-355. doi: 10.1093/oso/9780197662359.003.0058.

[169] M. Keumala, N. M. Samad, I. A. Samad, e N. Rachmawaty, "THE INFLUENCE OF SOCIO CULTURAL AND EDUCATIONAL BACKGROUND ON EFL LEARNERS' MOTIVATION," *ITJ*, vol. 1, no. 1, pp. 67-77, Mar. 2019, doi: 10.24256/itj.v1i1.556.

[170] V. Tamášová, A. Lobotková, e I. Marks, "MOTIVAÇÃO DE PROFESSORES E ESTUDANTES COMO PARTE DA EDUCAÇÃO FORMATIVA," *AD ALTA: Journal of Interdisciplinary Research*, vol. 14, no. 1, pp. 252-260, Jun. 2024, doi: 10.33543/j.1401.252260.

[171] K. K. S. Chan, "Section Overview," in *The Routledge International Handbook of Life and Values Education in Asia*, 1st ed, London: Routledge, 2024, pp. 313-316. doi: 10.4324/9781003352471-40.

[172] M. Hung, "Goal-Setting Displayed by Vietnamese EFL Students", 26 de abril de 2023, *SocArXiv*. doi: 10.31235/osf.io/kfnuv.

[173] Universidade Técnica "Gheorghe Asachi", Iasi, Roménia, O. Jitaru, R. Axinte, e C. Vatavu, "THE ROLE OF PERSONAL DEVELOPMENT IN STUDENTS ADAPTING TO THE ACADEMIC LIFE", em *SCIENTIFIC RESEARCH AND EDUCATION IN THE AIR FORCE*, Publishing House of "Henri Coanda" Air Force Academy, Feb. 2022, pp. 63-70. doi: 10.19062/2247-3173.2021.22.10.

[174] "An Assessment on Growth of Knowledge and Skills," *cellrm*, vol. 2, no. 2, pp. 31-38, Jul. 2023, doi: 10.46632/cellrm/2/2/4.

[175] M. M. Wadi, M. S. B. Yusoff, M. H. Taha, S. Shorbagi, N. A. Z. Nik Lah, e A. F. Abdul Rahim, "The framework of Systematic Assessment for Resilience (SAR): development and validation," *BMC Med Educ*, vol. 23, no. 1, p. 213, Abr. 2023, doi: 10.1186/s12909-023-04177-5.

[176] T. H. Yong, "The A-B-C of Engaging Students With Feedback to Build Resilient Learners", apresentado na Conferência Asiática sobre Educação 2022, fevereiro de 2023, pp. 101-115. doi: 10.22492/issn.2186-5892.2023.8.

[177] S. Romadlan, D. Wahdiyati, H. Prasetya, e R. N. Sari, "Building Interpersonal Communication Skills in the Digital Age for Vocational Students in South Jakarta", *PRO*, vol. 6, n.º 6, pp. 702-707, Dez. 2023, doi: 10.32832/pro.v6i6.510.

[178] Universidade Pedagógica do Estado de Novosibirsk, N. N. Zhuravleva, V. G. Yaroslavtsev e Universidade Estadual de Economia e Gestão de Novosibirsk, "Métodos para avaliar os resultados pessoais do domínio do programa educacional principal como um componente do autodesenvolvimento dos alunos", *Journal of Pedagogical Innovations*, no. 2, pp. 36-46, julho de 2023, doi: 10.15293/1812-9463.2302.04.

[179] J. Burton e N. Jackson, "Roles of self-assessment tools and work-based learning in personal development," in *Assessment in Medical*

Education and Training, 1st ed., London: CRC Press, 2023, pp. 131-139. doi: 10.1201/9781846197994-12.

[180] C. Bosch, "Assessing the psychometric properties of the intrinsic motivation inventory in blended learning environments," *JEELR*, vol. 11, no. 2, pp. 263-271, Mar. 2024, doi: 10.20448/jeelr.v11i2.5468.

[181] W. J. Arcegono *et al*, "The Connection Between Teachers' Mindsets and Methods of Assessment in the Classroom", *JGI*, vol. 2, no. 03, pp. 146-154, Out. 2023, doi: 10.56741/jgi.v2i03.441.

[182] F. Al Husseiny, "Assessment in the Digital Age:," in *Advances in Educational Marketing, Administration, and Leadership*, F. Al Husseiny and A. S. Munna, Eds, IGI Global, 2024, pp. 47-69. doi: 10.4018/979-8-3693-1536-1.ch003.

[183] L. Isak, O. Babak e Y. Hren, "Digital Tools in Professional Education Training", *PEMTT*, n.º 18, pp. 104-125, Dez. 2023, doi: 10.31470/2415-3729-2023-18-104-125.

[184] Rohini Unnikrishnan, "Digital Integration: A Productive Pedagogy and its Efficacy of Language Learning", *rtdh*, vol. 12, n.º S1-Dec, pp. 229-234, Dez. 2023, doi: 10.34293/rtdh.v12iS1-Dec.114.

[185] R. Lam, "E-Portfolios for self-regulated and co-regulated learning: A review", *Front. Psychol.* vol. 13, p. 1079385, Nov. 2022, doi: 10.3389/fpsyg.2022.1079385.

[186] S. Yadav, "Designing Effective E-Portfolios for Authentic Assessment: Encouraging Reflection and Promoting Student Ownership," in *Advances in Educational Technologies and Instructional Design*, L. Marron, Ed, IGI Global, 2024, pp. 235-258. doi: 10.4018/979-8-3693-1001-4.ch011.

[187] A. S. Mawela, M. M. Van Wyk, and J. Dreyer, "The Use of Technology to Enhance the High-Quality Assessment of E-Portfolios in Institutions of Higher Learning:", in *Advances in Educational Technologies and Instructional Design*, C. E. M. Tabane, B. M. Diale, A. S. Mawela, and T. V. Zengele, Eds, IGI Global, 2023, pp. 229-253. doi: 10.4018/978-1-6684-6995-8.ch013.

[188] E. Walland e S. Shaw, "E-portfolios in teaching, learning and assessment: tensions in theory and praxis", *Technology, Pedagogy*

and Education, vol. 31, n.º 3, pp. 363-379, maio de 2022, doi: 10.1080/1475939X.2022.2074087.

[189] A. K. Abdallah, M. H. Aljanahi, e H. A. Almejalli, "The Power of Peer Review: Harnessing Collaborative Insights for Authentic Assessment," in *Advances in Educational Technologies and Instructional Design*, A. K. Abdallah, A. M. Alkaabi, and R. Al-Riyami, Eds, IGI Global, 2024, pp. 232-247. doi: 10.4018/979-8-3693-0880-6.ch016.

[190] B. D. A. Aprilianti e A. Widyantoro, "Digital Peer Feedback and Students' Critical Thinking: What Correlation and to What Extent?", *JOLLT*, vol. 12, no. 2, p. 629, Abr. 2024, doi: 10.33394/jollt.v12i2.10264.

[191] G. V. Helden, V. Van Der Werf, G. N. Saunders-Smits, e M. M. Specht, "The Use of Digital Peer Assessment in Higher Education-An Umbrella Review of Literature," *IEEE Access*, vol. 11, pp. 22948-22960, 2023, doi: 10.1109/ACCESS.2023.3252914.

[192] S. A. Burr *et al*, "A narrative review of adaptive testing and its application to medical education," *MedEdPublish*, vol. 13, p. 221, Out. 2023, doi: 10.12688/mep.19844.1.

[193] M. Shafique, A. F. Fazli, L. Qureshi e W. Saleem, "Adaptive Learning for Standardised Test Preparation," in *2023 25th International Multitopic Conference (INMIC)*, Lahore, Paquistão: IEEE, Nov. 2023, pp. 1-8. doi: 10.1109/INMIC60434.2023.10465975.

[194] K. Éva, E. Nagy, e G. Molnár, "Adaptive ICT-based evaluation system in teaching and learning process," in *2023 IEEE 27th International Conference on Intelligent Engineering Systems (INES)*, Nairobi, Kenya: IEEE, Jul. 2023, pp. 000089-000094. doi: 10.1109/INES59282.2023.10297735.

[195] P. Kannan e D. Zapata-Rivera, "Facilitando o uso de dados de múltiplas fontes para a aprendizagem formativa no contexto de avaliações digitais: informando o design e o desenvolvimento de painéis analíticos de aprendizagem", *Front. Educ*, vol. 7, p. 913594, Jun. 2022, doi: 10.3389/feduc.2022.913594.

[196] D. Amo-Filva, B. D. Beby, F. J. Garcia-Penalvo, e J. Chen, "Towards an ethical data literacy proficiency: a Moodle logs analytical tool,"

in *2022 XII International Conference on Virtual Campus (JICV)*, Arequipa, Peru: IEEE, Sep. 2022, pp. 1-3. doi: 10.1109/JICV56113.2022.9934790.

[197] M. Q. Ramadhan e N. L. Inayati, "Benefits of Digital Tools in Learning Evaluation", *jupenus*, vol. 2, n.º 1, pp. 91-96, Jun. 2024, doi 10.*59996/jurnalpelitanusantara.v* . 2, n.º 1, pp. 91-96, Jun. 2024, doi: 10.59996/jurnalpelitanusantara.v2i1.348.

[198] L. Serutla, A. Mwanza, e T. Celik, "Online Assessments in a Changing Education Landscape", em *Reimagining Education - The Role of E-Learning, Creativity, and Technology in the Post-Pandemic Era*, S. Mistretta, Ed, IntechOpen, 2024. doi: 10.5772/intechopen.1002176.

[199] A. Najar, A. E. Moutaouaki, and M. A. Ahmed, "Course Learning Outcomes Evaluation Through Online Assignments," *BJMAS*, vol. 5, no. 4, pp. 1-7, Jul. 2024, doi: 10.37745/bjmas.2022.04136.

[200] H. Yildiz e S. I. Kuru Gonen, "SISTEMA AUTOMATIZADO DE AVALIAÇÃO DA ESCRITA PARA FEEDBACK NO MUNDO DIGITAL: UMA OPORTUNIDADE DE APRENDIZAGEM ONLINE PARA ESTUDANTES DE INGLÊS COMO LÍNGUA ESTRANGEIRA", *Turkish Online Journal of Distance Education*, vol. 25, no. 3, pp. 183-206, Jul. 2024, doi: 10.17718/tojde.1169727.

[201] X. Yuan, "The Impact of Automated Evaluation Feedback on Students' Writing Revision," *IJLLL*, vol. 9, no. 4, pp. 526-529, Dec. 2023, doi: 10.18178/IJLLL.2023.9.6.464.

[202] M. Skála, "Benefits and Pitfalls of Electronic Knowledge Testing," *ACC JOURNAL*, vol. 29, no. 3, pp. 116-123, Dez. 2023, doi: 10.2478/acc-2023-0019.

[203] N. V. Hausmann-Ushkova, O. E. Shults, e G. M. Pervova, "Providing students with feedback during online language projects," *jour*, vol. 29, n.º 2, pp. 337-348, abril de 2024, doi: 10.20310/1810-0201-2024-29-2-337-348.

[204] A. Stanoyevitch, "Online assessment in the age of artificial intelligence", *Discov Educ*, vol. 3, n.º 1, p. 126, agosto de 2024, doi: 10.1007/s44217-024-00212-9.

[205] R. Sultana, R. Mollika, A. K. Sumy, S. Shahjamal, F. Alam, e P. Ashraf, "Benefits and Challenges of Online Teaching Learning from the Students' View", *Delta Med Col J*, vol. 9, n.º 2, pp. 69-74, Jul. 2024, doi: 10.3329/dmcj.v9i2.74868.

[206] H. J. Agtarap, A. C. Januto, K. A. Aglibot, e C. M. Toquero, "Estratégias de avaliação e desafios dos professores na avaliação dos alunos durante a aprendizagem em linha", *Journal of Digital Educational Technology*, vol. 4, no. 2, p. ep2418, Jul. 2024, doi: 10.30935/jdet/14863.

[207] K. Jalilzadeh, M. Rashtchi e F. Mirzapour, "Cheating in online assessment: a qualitative study on reasons and coping strategies focusing on EFL teachers' perceptions", *Lang Test Asia*, vol. 14, n.º 1, p. 29, Jul. 14, no. 1, p. 29, Jul. 2024, doi: 10.1186/s40468-024-00304-1.

[208] N. Taşkın, "Cheating and Prevention Strategies in Online Assessment:", in *Advances in Educational Marketing, Administration, and Leadership*, G. Chemsi, I. Elimadi, M. Sadiq, and M. Radid, Eds., IGI Global, 2024, pp. 151-172. doi: 10.4018/979-8-3693-3045-6.ch009.

[209] M. Djalalov, "Digital Challenges in Education", *Uzbek J. Law Digi. Policy*, vol. 2, n.º 2, Out. 2023, doi: 10.59022/ujldp.127.

[210] M. D. C. Da Costa, A. L. S. Olinda, e A. P. Dos Santos, "Tecnologias digitais na educação: Desafios e oportunidades para o ensino e a aprendizagem," in *VI Seven International Multidisciplinary Congress*, Seven Congress, Jul. 2024. doi: 10.56238/sevenVImulti2024-019.

[211] J. Humphries, K. Carroll, e J. Varkey, "The Importance of Data in Teaching and Learning," in *Work-Integrated Learning Case Studies in Teacher Education*, M. Winslade, T. Loughland, e M. J. Eady, Eds., Singapura: Springer Nature Singapore, 2023, pp. 147-155. doi: 10.1007/978-981-19-6532-6_12.

[212] G. S. Maxwell, "Different Approaches to Data Use", em *Using Data to Improve Student Learning*, vol. 9, em The Enabling Power of Assessment, vol. 9. Cham: Springer International Publishing, 2021, pp. 11-71. doi: 10.1007/978-3-030-63539-8_2.

[213] K. Rekha, K. Gopal, D. Satheeskumar, U. A. Anand, D. S. S. Doss, e S. Elayaperumal, "Ai-Powered Personalized Learning System Design: Student Engagement And Performance Tracking System," em *2024 4th International Conference on Advance Computing and Innovative Technologies in Engineering (ICACITE)*, Greater Noida, India: IEEE, May 2024, pp. 1125-1130. doi: 10.1109/ICACITE60783.2024.10617155.

[214] K. Kaur e O. Dahiya, "Role of Educational Data Mining and Learning Analytics Techniques Used for Predictive Modeling," in *2023 3rd International Conference on Innovative Practices in Technology and Management (ICIPTM)*, Uttar Pradesh, India: IEEE, Feb. 2023, pp. 1-6. doi: 10.1109/ICIPTM57143.2023.10117779.

[215] N. Shirisha, G. Divyajyothi, A. Prashanthi, e G. Sowmya, "Student Data Analysis using Hadoop," in *2023 7th International Conference on Intelligent Computing and Control Systems (ICICCS)*, Madurai, India: IEEE, May 2023, pp. 1092-1096. doi: 10.1109/ICICCS56967.2023.10142250.

[216] J. A. L. Rodríguez, N. D. Díaz, and C. D. B. González, "Optimizing Education with Data Analytics: A Feature Comparison of LMS and SIS," May 08, 2024, *Computer Science and Mathematics*. doi: 10.20944/preprints202405.0459.v1.

[217] J. Novák, "Evaluation of Student Feedback as a Tool for Higher Education Quality Enhancement", *R&E-SOURCE*, pp. 117-127, Jun. 2023, doi: 10.53349/resource.2023.is1.a1196.

[218] M. Karvonen, L. Ruhter, e A. K. Clark, "Data to Inform Academic Instruction for Students with Extensive Support Needs: Availability, Use, and Perceptions", *Exceptionality*, vol. 32, n.º 3, pp. 183-202. 32, no. 3, pp. 183-202, maio de 2024, doi: 10.1080/09362835.2024.2313748.

[219] D. Heyne, G. A. Keppens, e D. Dvořák, "From Attendance Data to Student Support: International Practices for Recording, Reporting, and Using Data on School Attendance and Absence", *ORBIS SCHOLAE*, vol. 16, n.º 3, pp. 5-26, Jan. 2024, doi: 10.14712/23363177.2023.16.

[220] L. Volante *et al*, "International trends in the implementation of assessment for learning *revisited*: Implications for policy and practice in a post-COVID world", *Policy Futures in Education*, p. 14782103241255855, maio de 2024, doi: 10.1177/14782103241255855.

[221] I Dewa Ayu Made Meilani Pramesti, "EXPLORING THE BENEFITS OF FORMATIVE ASSESSMENT IN THE CLASSROOM", *esteem*, vol. 6, n.º 1, pp. 188-194, Jul. 2024, doi: 10.31851/esteem.v6i1.16142.

[222] K. T. S. Al Harrasi, "Enhancing learner self-monitoring in self-assessment through the use of pedagogical resources", *Cogent Social Sciences*, vol. 10, no. 1, p. 2334486, Dec. 2024, doi: 10.1080/23311886.2024.2334486.

[223] Department of Civil and Environmental Engineering, The Hong Kong Polytechnic University, Hung Hom, Kowloon, Hong Kong, China, S. Dutta, M. He, Department of Civil and Environmental Engineering, The Hong Kong Polytechnic University, Hung Hom, Kowloon, Hong Kong, China, D. C.W. Tsang, e Department of Civil and Environmental Engineering, The Hong Kong Polytechnic University, Hung Hom, Kowloon, Hong Kong, China, "Reflection and peer assessment to promote self-direted learning in higher education," *J. Edu. Res. Rev*. 11, no. 3, pp. 35-46, Mar. 2023, doi: 10.33495/jerr_v11i3.23.111.

[224] T. Lim, S. Gottipati, e M. L. F. Cheong, "Educational Technologies and Assessment Practices: Evolution and Emerging Research Gaps," in *Advances in Educational Technologies and Instructional Design*, J. Braman, A. Brown, e M. J. Richards, Eds., IGI Global, 2024, pp. 136-172. doi: 10.4018/979-8-3693-1310-7.ch009.

[225] Professor associado da Universidade de Economia e Pedagogia, Uzbequistão e A. N. Rafiqovna, "A IMPORTÂNCIA DAS TECNOLOGIAS DE APRENDIZAGEM PERSONALIZADAS E ALGUMAS RECOMENDAÇÕES", *ajps*, vol. 4, no. 6, pp. 91-93, Jun. 2024, doi: 10.37547/ajps/Volume04Issue06-19.

[226] L.N. Gumilyov Eurasian National University, M. P. Asylbekova, T. N. Otarova, D. C. Yelkin, M.Kh. Dulaty Taraz Regional University, and Yeditepe University, "The importance of transversal skills in higher

education curricula and inthe labor market," *BULLETIN of the L.N. Gumilyov Eurasian National University. PEDAGOGIA. PSICOLOGIA. Série SOCIOLOGIA*, vol. 142, no. 1, pp. 178-193, 2023, doi: 10.32523/2616-6895-2023-142-1-178-193.

[227] J. Perez Castro, "Pedagogía inclusiva y evaluación de los aprendizajes, una relación compleja," *RDE*, vol. 16, no. 38, p. e16835, Mar. 2024, doi: 10.28998/2175-6600.2024v16n38pe16835.

[228] G. K. Joseph, "BRIDGING CULTURES FOSTERING INCLUSIVE ASSESSMENT OF 21ST CENTURY SKILLS," in *21st Century Teaching and Learning in Classrooms*, First, Sr. G. K Joseph, Prof. (Dr.) K. Y. Benedict, Mrs. S. P K, and Mrs. U. P, Eds., Iterative International Publishers, Selfypage Developers Pvt Ltd, 2024, pp. 1-9. doi: 10.58532/nbennurctch1.

[229] F. X. Pedro e A. C. Teixeira, "O Impacto da Transformação Digital Acelerada nas Instituições de Ensino:", in *Avanços em Tecnologias Educativas e Design Instrucional*, S. M. C. Loureiro e J. Guerreiro, Eds, IGI Global, 2021, pp. 1-26. doi: 10.4018/978-1-7998-6963-4.ch001.

[230] A. Singh, "Digital Transformation in Education: Customary to Digital Education", em *Evolution of Digitized Societies Through Advanced Technologies*, A. Choudhury, T. P. Singh, A. Biswas e M. Anand, Eds. in Advanced Technologies and Societal Change. Singapura: Springer Nature Singapore, 2022, pp. 19-32. doi: 10.1007/978-981-19-2984-7_3.

[231] K. Becker, "Integrating a New Framework for Inclusive Evaluation: EPIC-SCREAM", *PAAC*, Out. 2022, doi: 10.21900/j.alise.2022.1032.

[232] M. A. S. Khasawneh and Y. J. A. Khasawneh, "Achieving Assessment Equity and Fairness: Identifying and Eliminating Bias in Assessment Tools and Practices," Jun. 09, 2023, *Social Sciences*. doi: 10.20944/preprints202306.0730.v1.

[233] Dr. A. B. Tripathy, Dr. B. C. Swain, e Sra. S. Mishra, "Environmental Sustainability For A Sustainable Future And Role Of Education (In Climate Change Perspectives)," *eatp*, maio de 2024, doi: 10.53555/kuey.v30i5.5952.

[234] A. R. Hendrada Putri, A. Usman, e H. M. Fashiha, "Development of SESD (Science Education for Sustainable Development) based on Student Worksheet 'Climate Action' Social Science Content to Construct Critical Thinking Skills of Elementary School Students," *Int J Res Rev*, vol. 11, no. 6, pp. 683-691, Jun. 2024, doi: 10.52403/ijrr.20240674.

[235] F. Mrisse, N. Chafiq, e M. Talbi, "Transitioning to Hybrid Assessment: Reflections on Academic Assessment Practices Post-COVID-19," Apr. 08, 2024. doi: 10.32388/MD9JHJ.

[236] C. Hamzaoui, "Overcoming Online Assessment Challenges in Time of a New Normal: Case Study of Belhadj Bouchaib University", *JLT*, vol. 2, no. 2, pp. 134-147, Mar. 2024, doi: 10.70204/jlt.v2i2.251.

[237] I. Karakaya e U. Öç, "Assessment 21st Century Skills: Tools and Methods Used", em *Advances in Educational Technologies and Instructional Design*, E. Yünkül e A. M. Güneş, Eds., IGI Global, 2024, pp. 149-178. doi: 10.4018/979-8-3693-8130-4.ch007.

[238] L. Collins e J. David, "Reflections on Assessment for Development," in *Talent Assessment*, 1st ed, T. Kantrowitz, D. H. Reynolds, and J. Scott, Eds, Oxford University PressNew York, 2023, pp. 328-346. doi: 10.1093/oso/9780197611050.003.0021.

[239] A. Mendonça, K. Freire, and V. Silva, "Continuing training of teachers and pedagogical practices: relationship with knowledge: Formação continuada de professores e práticas pedagógicas: relação com o saber," *CLIUM*, vol. 23, no. 3, pp. 105-118, Mar. 2023, doi: 10.53660/CLM-853-23B13.

[240] I. Zhorova, O. Kokhanovska, O. Khudenko, N. Osypova, e O. Kuzminska, "Formação de professores para a utilização de ferramentas digitais de avaliação formativa na implementação do conceito da Nova Escola Ucraniana," *Educ. Technol. Q.*, vol. 2022, no. 1, pp. 56-72, Fev. 2022, doi: 10.55056/etq.11.

[241] G. Levitt and S. Grubaugh, "Teacher-centered or Student-centered Teaching Methods and Stu-dent Outcomes in Secondary Schools: Lecture/Discussion and Pro-ject-based Learning/Inquiry Pros and Cons," *JETM*, vol. 1 , no. 2, Jun. 2023 , doi. 1, no. 2, Jun. 2023, doi: 10.59652/jetm.v1i2.16.

[242] F. Yoshida, G. J. Conti, T. Yamauchi e M. Kawanishi, "Learner-Centeredness vs. Teacher-Centeredness: How Are They Different?", *JEL*, vol. 12, n. º 5, p. 1, Jun. 2023, dop. 10.5539/jel.v12n5p1 . 12, no. 5, p. 1, Jun. 2023, doi: 10.5539/jel.v12n5p1.

[243] Paul Kwame Butakor, "EXPLORING THE EFFECTIVENESS OF ICT TOOLS FOR ONLINE TEACHING, LEARNING AND ASSESSMENT AMONG PRE-SERVICE TEACHERS FROM A GHANAIAN UNIVERSITY," *RS Global - IJITSS*, no. 2(42), May 2024, doi: 10.31435/rsglobal_ijitss/30062024/8162.

[244] A.-L. Cirneanu e C.-E. Moldoveanu, "Use of Digital Technology in Integrated Mathematics Education," *ASI*, vol. 7, n.º 4, p. 66, Jul. 2024, doi: 10.3390/asi7040066.

[245] J. Willis, J. Arnold, and C. DeLuca, "Accessibility in assessment for learning: sharing criteria for success," *Front. Educ*, vol. 8, p. 1170454, maio de 2023, doi: 10.3389/feduc.2023.1170454.

[246] T. S. Weiss, G. J. Whitman, D. L. Lam, C. M. Straus, e D. S. Sarkany, "A Step-by-Step Approach Addressing Resistance to Appropriately Delivered Constructive Feedback," *Academic Radiology*, vol. 30, no. 12, pp. 3104-3108, Dez. 30, no. 12, pp. 3104-3108, Dec. 2023, doi: 10.1016/j.acra.2023.07.012.

[247] A. Lugg, C. Lang, J. Weller, e N. Carr, "Collaboration in a Context of Accountability: Cultural Change in Teacher Educator Practice Across University Boundaries," in *Teaching Performance Assessments as a Cultural Disruptor in Initial Teacher Education*, C. Wyatt-Smith, L. Adie, and J. Nuttall, Eds. in Teacher Education, Learning Innovation and Accountability. Singapura: Springer Singapore, 2021, pp. 95-114. doi: 10.1007/978-981-16-3705-6_6.

[248] A. Sewell, "Interprofessional Collaboration," in *Diverse Voices in Educational Practice*, 1.ª ed., Londres: Routledge, 2022, pp. 64-82. doi: 10.4324/9781003165842-4.

[249] J. Madsen e J. A. Luévanos, "Strategies for Creating Inclusive Schools", *Qeios*, abril de 2024, doi: 10.32388/P3RQ8K.

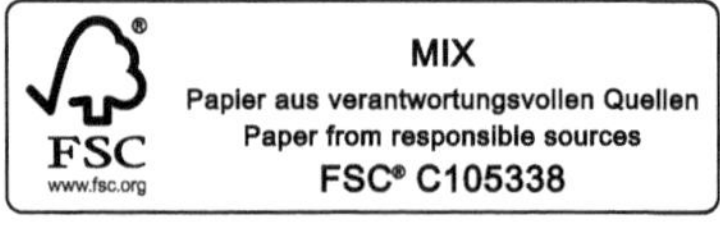

Printed by Books on Demand GmbH, Norderstedt / Germany